不調の原因は歯にあった!

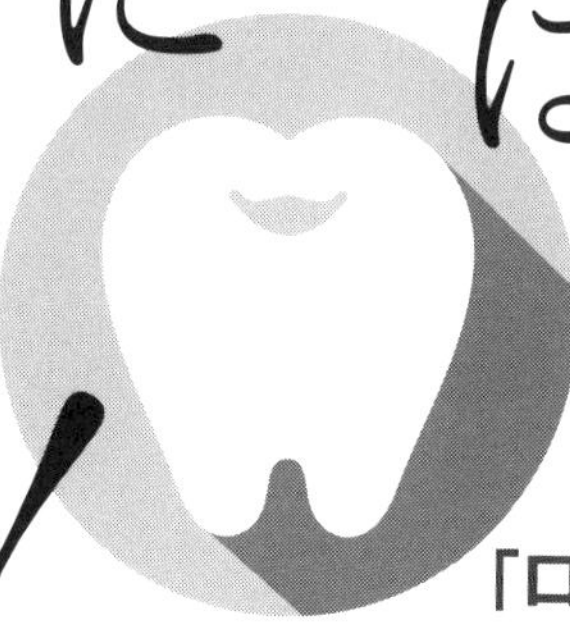

むらつ歯科クリニック理事長
村津大地

常識を変える
「口から始まる健康法」

ビジネス社

まえがき

楽しく人生を送りたい。

そう、誰もが考えていると思います。そのためには、身体《からだ》が健康で心が元気でなければいけませんね。しかし、元気になりたい、病気を治したい、健康を維持したいと思ってもなかなか難しいものです。実際、医学の技術も進歩し、健康に関する情報も溢れかえっているにもかかわらず、医療費は年々増え続けています。

では、身体のどこを改善したら、病気が治って健康になるのでしょうか？

脳でしょうか、心臓でしょうか、肝臓や腎臓などの臓器でしょうか。

考えてみてください。


傷ができたら治すのは誰でしょうか？

風邪をひいたときに治すのは誰でしょうか？

それは細胞です。

身体の組織はすべて細胞から成り立っています。細胞の集合体こそが脳であり、心臓であり、臓器であり、身体になるのです。しかし、いつしか医療現場では臓器ごと組織ごとに健康づくりや治療を行うことが当たり前になってしまったため、細胞を元気にするという発想がなくなってしまいました。

細胞こそが体の最小組織であり、かつすべてを構成しているものです。細胞レベルからの健康づくりこそが、全身を考えた健康づくりであり、命の本源となるのではないでしょうか。

では、どのようにしたら健康になれるのでしょうか。

その鍵こそが、「口」です。

本書では細胞レベルから身体をよみがえらせるための考え方、「命の入り口」を紹介していきます。

質問です

「あなたの身体に人工物は入っていますか？」

「いいえ」と答えた方

「それでは、口の中に
銀歯や詰め物は入っていませんか？」

残念なことに多くの方々が、歯や口が、身体の大切な一部であるという認識を持っていません。

さらに歯や口に対しての知識が少なく、興味も薄い。そのため、虫歯や歯周病、口臭、歯の欠損を放置したままの方もいます。

では皆さんにとって、歯や口とは、どんな存在でしょうか。

歯は、痛くなったら削ればいいという、道具のような存在でしょうか。

本書では、今まで知らなかった「歯と口」の真実を皆さんにお伝えすることによって、本当の価値に気付いてもらい、口から始まる健康を目指していただきたいと思います。

――「歯」のことを考えるなら、こんなことを考えるのではないでしょうか。

「虫歯の痛みはイヤだ」

「白い歯になりたい」

「最近、口臭が気になる」

「歯並びを整えたい」

「いつまで自分の歯はあるのだろうか」

「インプラントって高額だけど良いのかな?」

——次のような悩みを抱えているときに、歯のことを考える人は少ないでしょう。

「最近、身体が重い」

「どうも腰が痛い」

「身体に力が入らない」

「肩こりがひどくなってきた」

しかし、こうした症状や、さらに重い症状でさえも、その原因の1つが「歯」だとしたら、皆さんは驚かれるでしょうか。

私たちのクリニックには、歯を痛めた人だけではなく、歯以外のどこかに不調を抱えた方も多く来られます。

歯医者に全身症状を訴えにくる……。

このような不思議な現象をクリニックに起こしたのは、「歯は臓器」であるという仮説を立て、それを臨床的に実証してきた、亡き父であり、前院長である村津《むらつ》和正《かずまさ》です。

「歯はただ噛むための道具ではなく、全身に関わる重要な器官である」という視座に立って行う治療を、私たちは「歯臓治療」と呼んでいます。父が始めた歯臓治療によって、「様々な不調が改善した」という患者さんの感謝の声が多数寄せられました。それは口コミで広がり、今では全国各地から多くの患者さんが、福岡県にある私たちのクリニックへと足を運んでくださいます。

父は「歯は臓器であるという認識を広めて、歯があるのが当たり前の社会をつくりたい。この考えを地球の常識として、みんなが苦しみから少しでも解放される世の中をつくりたい」と口癖のように語っていました。

私は最初、皆さんと同じように「歯は噛む道具」であると思っていて、父の考えを理解することができませんでした。しかし、私は父の背中を通して、口が「命の入り口」であるということに気付かされ、歯が本来持つ力が一般に周知されていないということが、個人の健康と未来にとって、どれほどの損失であるかを知ってしまったのです。

「5つの命の入り口」
・栄養素を摂取する入り口
・言葉を使ったコミュニケーション（社会）の入り口
・歯科保険金属などからくる不調の入り口
・歯周病などの慢性炎症からくる病気の入り口
・かみ合わせで能力を引き出す未来への入り口

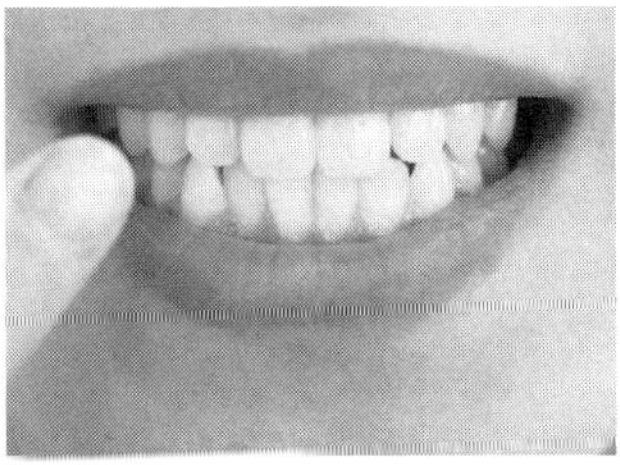

私は、継承した理論と技術、そして新たな気付きをもとに、「歯臓治療」をさらに発展させて、新たな段階へ進まなければならないと考えています。目指すのは、細胞から元気になり、当たり前の健康を取り戻すための歯科治療です。

今、歯が原因で苦しんでいる人がいます。口を正すことで救われる人がいます。

歯はただ噛むための道具ではなく、臓器であり中枢なのです。

本書をお読みになった後、皆さんには、「歯」や「口」が持つ大きな役割に驚かれると同時に、「知っておいて良かった」と思っていただけることでしょう。

ではまず、亡き父が「歯は臓器」という概念に辿り着いた軌跡と、「歯臓治療」の医学的な根拠を一緒に辿り、私たちクリニックが一丸となって目指す新たなステージへと、皆さんをご案内したいと思います。

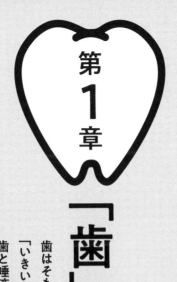

第2章

「身体」——歯科材料が蝕《むしば》む健康

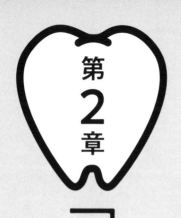

第3章

「心」——イメージの世界

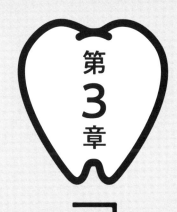

あなたの細胞を震わせる「パワーフレーズ」 156

第4章

「栄養」——調和＝栄養

第5章 歯臓治療の未来

序章

「歯」の始まり

まず「歯」とは、どのような存在なのでしょうか。
始まりを知るだけでも歯に対する意識が変わります。

地球が誕生したのは、45億年前。約40億年前に原始生物が太古の海に誕生し、やがて多細胞生物が生まれ、魚となり、陸上へ進出。そのように途方もない時間をかけたものが遺伝子の中に組み込まれながら進化して、最終的に人類となりました。この進化の過程は、お母さんの子宮の中で赤ちゃんが成長する過程と類似しています。
人間の誕生は子宮の中の卵子から始まります。遺伝子に組み込まれた設計図に従い、細

図1

胎児の発育

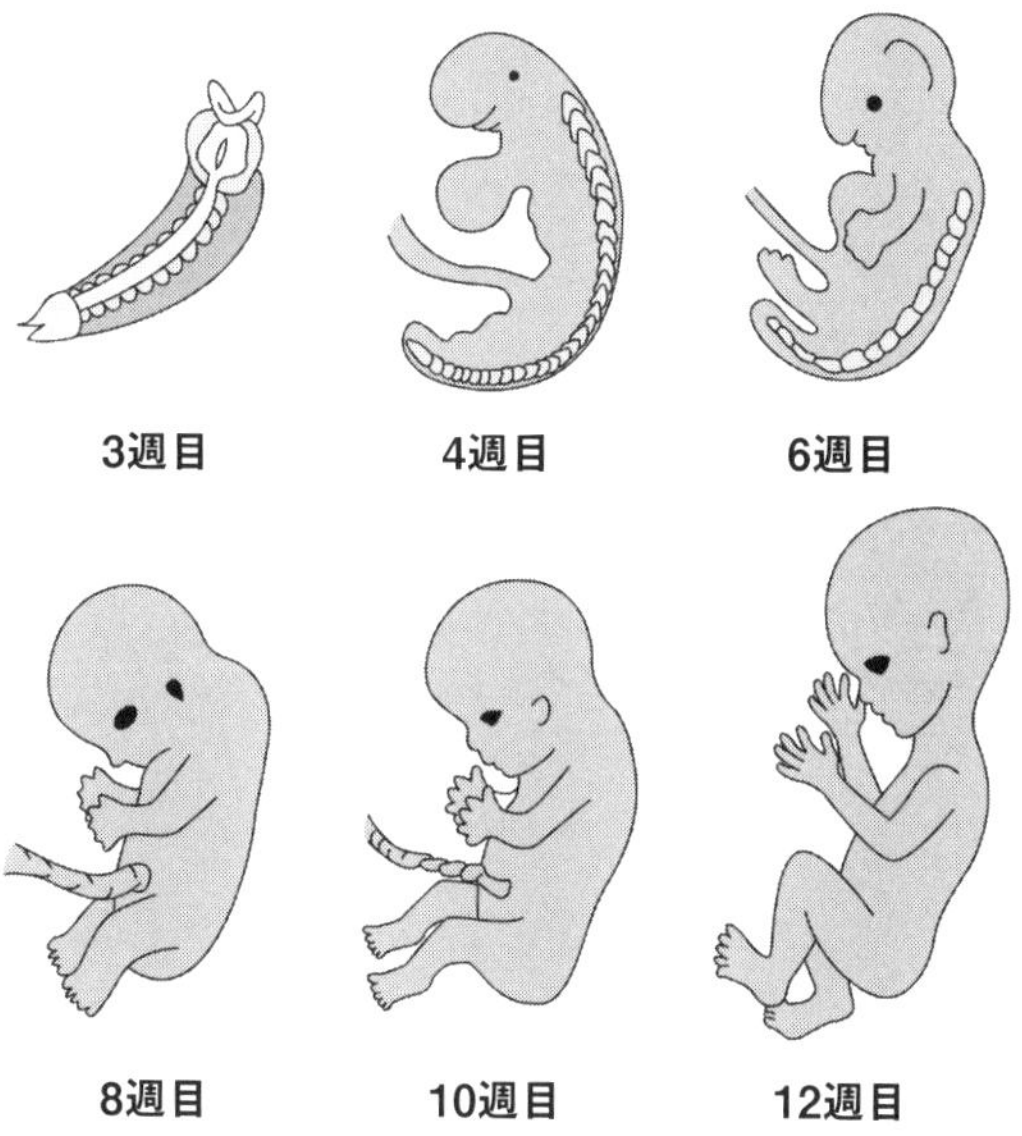

図2

三胚葉《さんはいよう》（受精卵3週目）

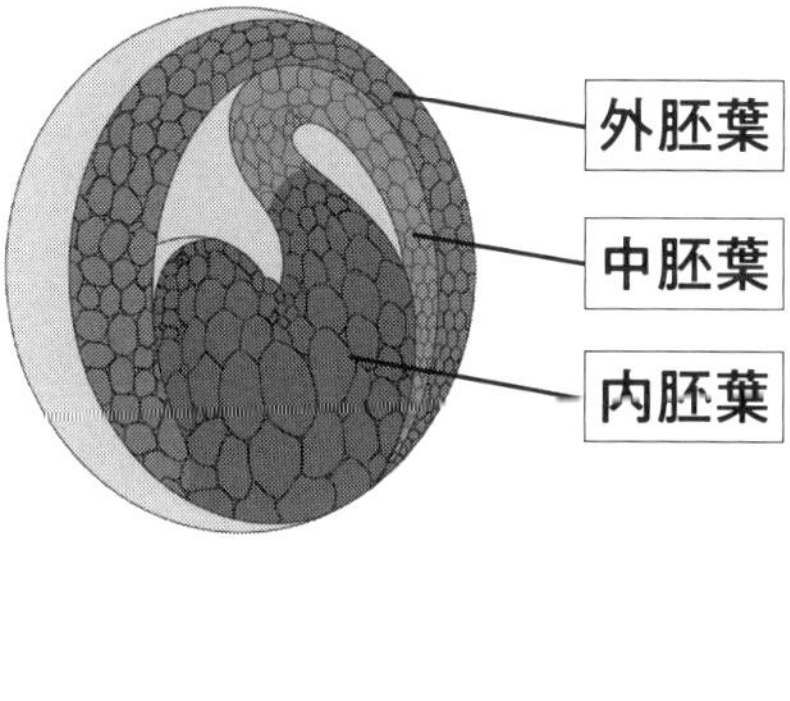

胞が分裂・分化しながら増えていき、単細胞から多細胞生物となり、羊水に守られながら魚のような形を経て、ヒトの形態をつくっていきます（図1）。

卵子は受精後2週間で図2のような状態となり、各胚葉から組織が発生していきます。「外胚葉」は脳、神経、感覚器。「内胚葉」は消化器、呼吸器。「中胚葉」は骨、筋肉、循環器などになります。

では、「歯」は、どの胚葉から始まるのでしょうか。

答えは、「外胚葉」です。

多くの方が「歯」は「骨」の仲間だと考え、中胚葉からできたのだと答えると思いますが、違います。「歯」は骨の仲間ではなく、脳・神経の仲間なのです。まさに「歯は中枢」だったのです。硬い軟らかいといった食感、冷たいものがしみる、虫歯になったら痛い。この当たり前のことからも、歯が神経を持つことは理解できると思います。つまり、歯は噛むための道具としての働きをしながら、脳神経由来の感覚受容器としての役割も持つ、特別な器官なのです。

外胚葉由来の組織の働きとは、一般的にいわゆる五感と呼ばれるもので、視覚・嗅覚・聴覚・味覚・触覚です。

「食感を楽しむ」なんてことを言ったりもしますが、歯も神経を持つ感覚受容器ですから、本来なら五感に並ぶ「歯覚」であるはずです。つまり、歯こそが第6の感覚神経でありシックスセンスなのです。しかし現在は、一般的には認識されない、まさに「死角」になっています。

五感には良い刺激と悪い刺激があります。キレイ・汚い、良い香り・臭い、美しい音色・騒音、うまい・まずい、などです。

では、歯で感じるものはどうでしょうか。硬い・軟らかいはあっても、良し悪しはないように思われるかもしれません。しかし、ここがまさに盲点で、かみ合わせ自体の微妙なズレが「歯覚」の良し悪しとなっているのです。五感にいい刺激が入ると脳が活性化します。同様のことが「歯覚」でも起こりますので、かみ合わせを良くすることは脳を活性化することになるのです。

この「歯」から始まる「命の入り口」のお話をこれからしていきますので、お楽しみに！

歯の基礎知識

　みなさんは、自分の歯の数をご存知ですか？

　成人の永久歯の本数は、通常28本。親知らずを含めると32本です。

　上下左右に8種類の歯が対象に生えてきます。歯の中心から両側に2本ずつ計4本、上下合わせて8本が前歯と呼ばれます。中央から、中切歯、側切歯、犬歯、第一小臼歯、第二小臼歯、第一大臼歯、第二大臼歯、第三大臼歯（親知らず）という名前がつけられています。

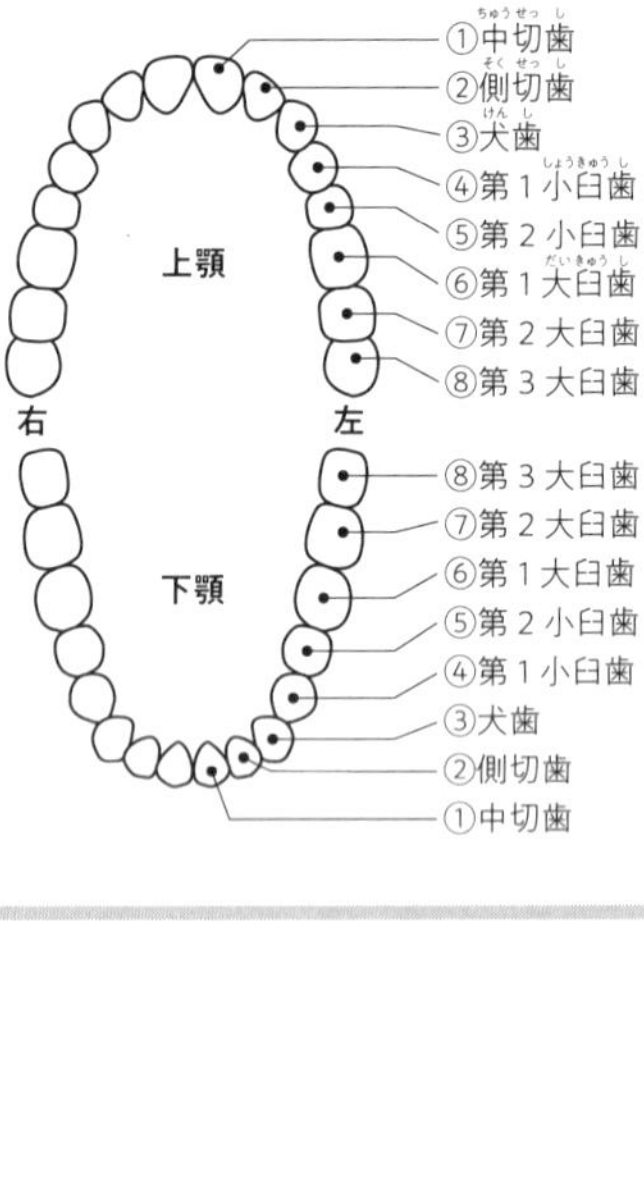

第1章

「歯」

——歯は臓器？

歯が身体の健康の中心になっている……。
「まさか！」と思われるかもしれませんが、父がどうしてそのような考えに至ったのか、軌跡を追ってみたいと思います。

歯はそもそも必要か？

「先生、何でも噛めますバイ！」
総入れ歯のおばあさんの元気な一言に、当時まだ若い歯科医師であった父の頭に、とても素朴で、本質的な疑問が浮かびました。

「歯は、人にとって絶対に必要不可欠なのだろうか？」

「いるか、いらないか」と問われると、誰しも「いる」と答えるでしょう。しかし入れ歯で何でも噛めて代用できるのであれば、どうでしょうか。入れ歯は虫歯にならないし、歯周病にもならない。歯並びもずっとキレイで、水ですすいだら歯磨きもしなくていい。それだったら、歯がなくてもいいのではないか。父はそう思ったそうです。「虫歯をつくらず、一生自分の歯で噛んでもらいたい」という願いから予防歯科を専攻していた父からすれば、入れ歯という代用品で問題なく健康に何でも食べることができるのであれば、自分が今までやってきたことは何だったのか。これから自分がやるべきことは何なのかと思い悩んだそうです。

しかし、このおばあさんから言葉を聞く前に、父は留学先のアメリカで「潜在的疾病状態」、つまり「見た目は健康であっても、身体のどこかに病気や不調が隠れている状態」について研究していました。そのため、この顔色が良く、元気なおばあさんは「本当に」健康なのかという疑問も同時に湧《わ》いたそうです。

そして、こういうことを天の采配というのでしょうか。間もなくして「入れ歯でも健康」なのか、それとも「見た目は健康だけれど、歯がないことで隠れた身体の不調がある」のかという疑問に答える研究と出会うことになります。この研究との出会いこそが父のその後の人生を決定することになったのです。

その研究とは、当時の九州大学健康科学センターと、福岡県春日市の共同で行われた「いきいき老人健康度調査」というプロジェクトでした。この調査は、多くの元気な高齢者を対象に、食生活、血液、日頃の運動量、内科検診、歯など、さまざまな角度から「元気な老人の健康の秘訣」を調べるものでした。

しかし、このプロジェクト、当初「歯」は、調査対象に入っていませんでした。

では、なぜ最終的に歯が調査対象に加わったのかというと、父が調査員になったからです。

父は、期せずして「本当に歯がなくても健康なのか？」という疑問に対する答えが出るかもしれない研究に参加することになったことについて、「偶然のいたずらか、それとも何かの大きな存在に仕組まれた必然の機縁なのか、とにかく不思議なご縁に導かれるようにしてさりげなく起こった」と述懐しています。

このプロジェクトが発足しようかという頃、父は学友と飲んでいる席で、偶然この調査のリーダーと同席することになりました。プロジェクト内容を聞き、歯が調査対象になっていないと気付いた父は、「歯は調査対象に入っていないのですか？　大学では歯学部もあるのですから、身体全体から調査するのであれば、当然歯も入っているはずですよね」と尋ねました。

するとリーダーの方は一瞬「は？」という顔をされたそうです。

「人間全体の研究をするのであれば、歯も入っていなければいけないのではないですか？」とたたみかけると、「そういえばそうですね。では村津先生、あなたが歯の担当をしてください」と言われたのです。

このことで分かるように、当時から「医科」と「歯科」には大きな隔たりがあり、健康を議論するにあたって「歯」の存在は無視され、全く忘れ去られていました。

もともと、歯は身体の中で最も硬いため、治療するとなると、他の身体の部位と違って、「削る」「抜く」といった技術が要求されました。そのため皆さんも歯医者といえば、「チュイーン」と削るというイメージが強いのではないでしょうか。つまり、歯の治療は身体の一部である「歯」を治す医療ではなく、咀嚼《そしゃく》する「道具」を修理する作業であるという見方をされており、「歯」そのものは健康とは関係ないと位置づけられていたことにほかなりません。この、健康医学から歯学を分離した考え方が、残念ながら日本人の健康において多くの弊害を生むことになったのです。

現在は、口腔医学という分野も確立し、歯周病や虫歯の生活習慣病との関連、口腔ケアと誤嚥《ごえん》性肺炎の因果関係なども見直されるようになりました。歯というよりも「口腔」というもう少し広い見方で、歯と全身の関係を捉えるようになり、多くの全身疾患との関連が分かってきています。現在、同じようなプロジェクトがあれば、「口腔医学」という分野が見落とされることはまずないと思います。ただ、これは口腔内における感染症の全身への影響であって、「歯」そのものが健康とどのような関係性があるかを解析するものではありません。これまで医学と歯学に長い間隔たりがあったことで、いまだに「歯」そのものと全身との関係については研究が充分に進んでいないのが現状なのです。

もし医科と歯科でもっと密接な連携があれば、危険な歯科材料が日本国内で使用され続けていることについても、規制の動きがあったかもしれません。

これまで歯科治療をされた方の口の中には人工の材料が入っています。その素材は何か、知っていますか？　残念ながら素材を答えられる人は皆無です。このことについての驚きの真実は、後ほど詳述します。

では、「いきいき老人健康度調査」で、何が明らかになったかの続きをお伝えします。

「いきいき老人健康度調査」には、歯と全身の健康の関係を研究するにあたって、大きな3つのメリットがありました。

1つは、当時8万人いた福岡県春日市民のうち、65～79歳までの健康そうな1800名の高齢者の中から、最終的に65名の「いきいきとした健康的な老人」を対象としたことです。これによって、かなり精度の高い統計データを得ることができました。

次に、従来の血液や心肺機能などの数字で見ることができるような健康の指標データだけではなく「いきいき度」「はつらつさ」といった、数字に表すことができない部分を健康度の評価に組み込んでいることです。「見た目が健康」であり「検査結果においても健康」な高齢者を選ぶことができたのです。

最後に、この65名の方々は、偶然にも、全く歯が残っていない方から、30本以上残っている方まで、残存している歯数がバラバラで偏りがありませんでした。この方々を、当時の全国平均と比較したわけですから、「歯が人間の『全身の健康』に関係があるのか」という問いに対する答えを探るための条件が整ったプロジェクトだったのです。

「いきいき老人」の歯

では、このプロジェクトで父の人生に影響を与えるほど、父が衝撃を受けたものとは何だったのでしょうか。

まず、「いきいき老人」と、普通の高齢者（全国平均の老人）との歯の残り方を示したものが、図3です。これは、歯が残っているか、全く残っていないかを比べたものです。結論から言うと、「いきいきした老人は、全国平均の老人よりも歯が残っている」ということがはっきりと分かります。普通の高齢者は、4割もの人が歯が全く無いのに対して、いきいき老人の方では歯が全く無い方は2割に過ぎません。

残っている歯の本数を比べたものが図4です。いきいき老人は、普通の高齢者に比べて、何と2倍の本数の歯が残っています。この2つのデータから、「いきいきした老人は歯が多い」ということが分かります。次のデータ（図5）は、「噛む力」に関するものです。普通の高齢者との比較ですが、何とこれも約2倍の力を持っていました。

いきいき老人の皆さんは、歯の本数が多く、噛む力が強い、つまりしっかりした歯を持っていることが分かってきました。

次に、「しっかりと噛むことができる老人は健康なのか」ということを実証したのが、図6です。これは、血圧、血液、尿、心電図、心エコー、皮下脂肪測定、内科検診を行い、その「健康度の点数」を、「よく噛める老人」と、「あまり噛めない老人」で比べたもので

図3

歯が全く無い方の割合

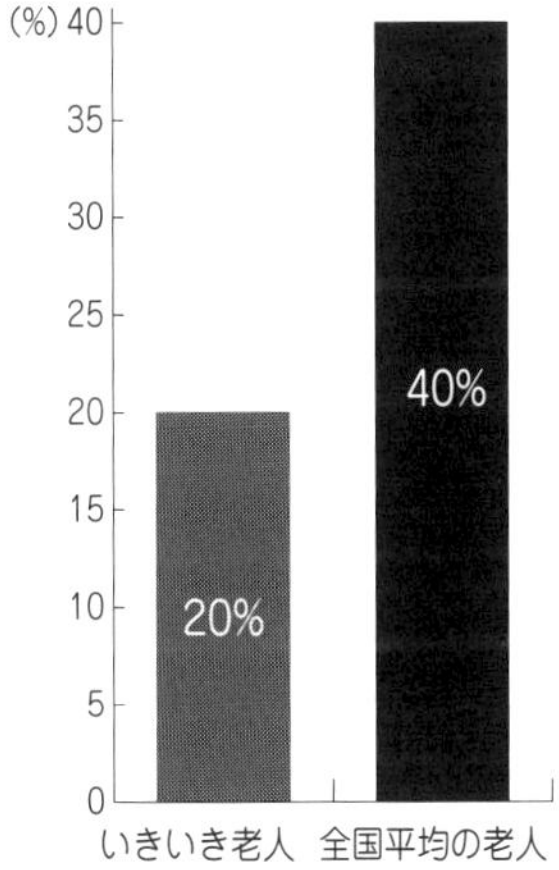

図4

残っている歯の本数

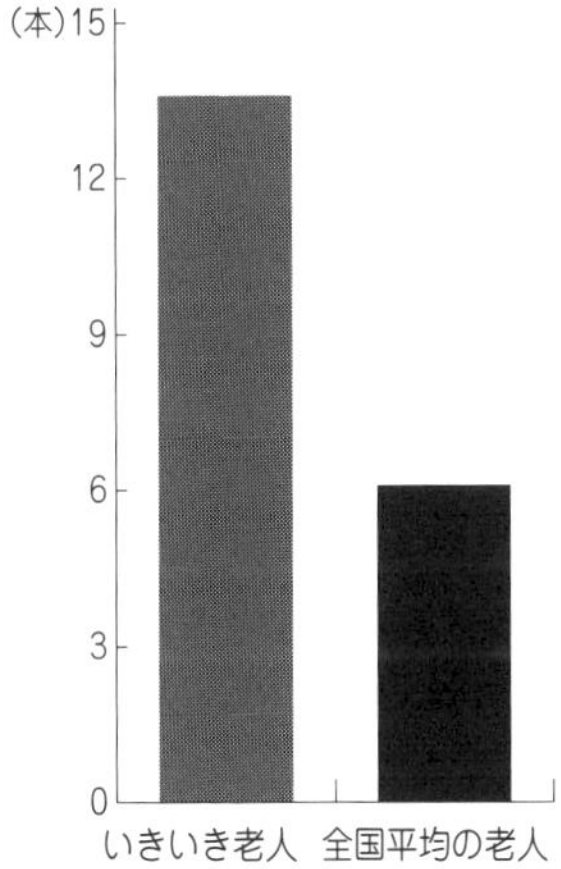

図5

噛む力（咬合力）

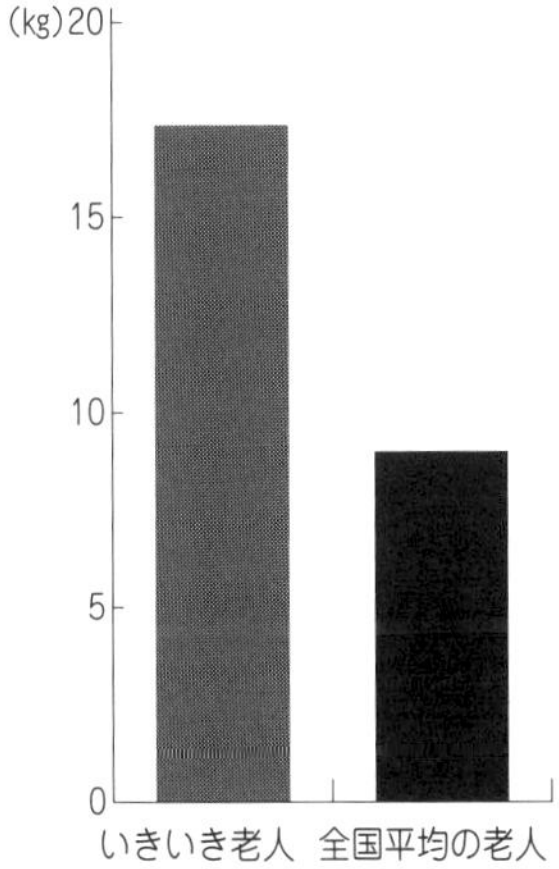

図6

内科学的健康度指数

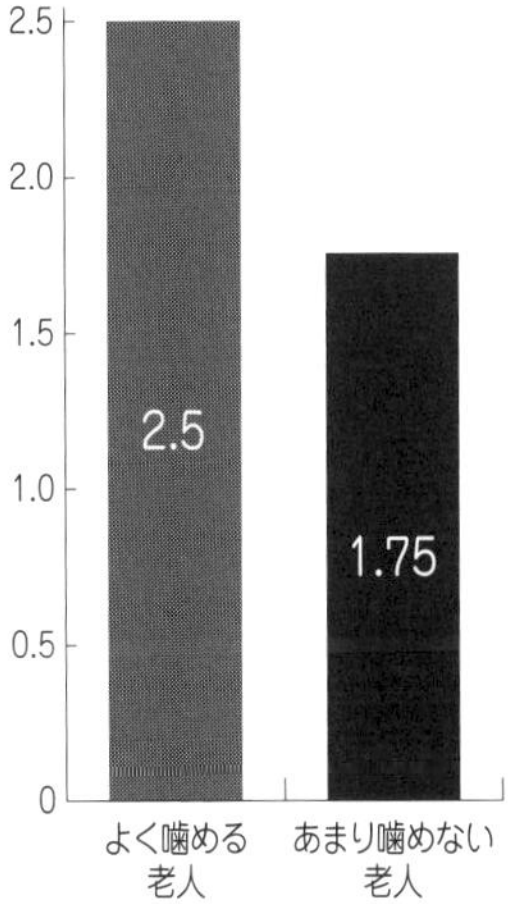

図7
最大咬合力および咀嚼能力による二次元分散図

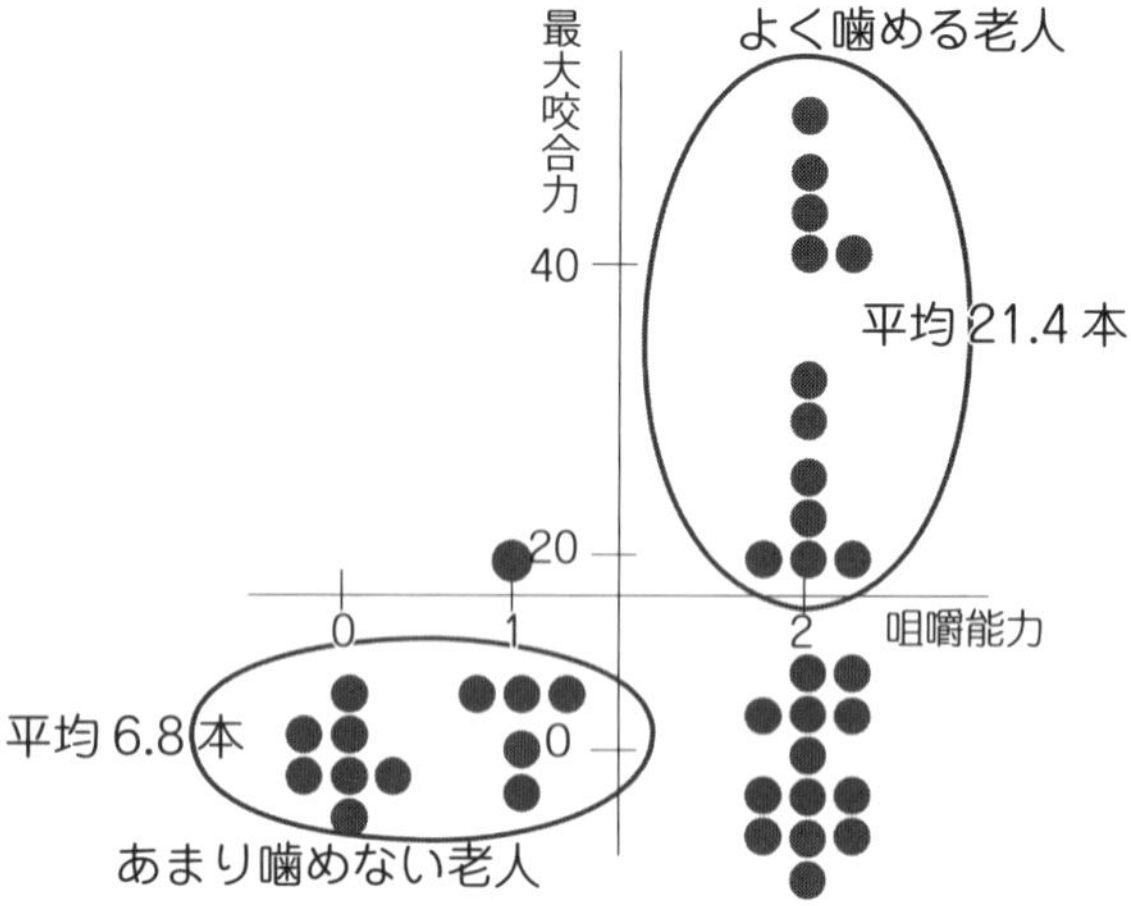

す。ご覧のように、よく噛める老人は、内科的にも健康であることが分かってきました。

次の図7ですが、これは、「噛む力」「食べ物を口に入れてから噛み砕く能力」の2つを調べて、よく噛める老人と、あまり噛めない老人とに分けたものです。

よく噛める老人は、平均で歯を21・4本お持ちだったのに対し、「あまり噛めない老人」は6・8本しかお持ちではありませんでした。当たり前かもしれませんが、歯が多い方が、「よく噛むことができる」のが分かります。

ただ、これだけであれば、

「よく噛むことができる」→「なんでも食

べられる」↓「バランスの良い栄養」↓「健康」

ということが考えられます。誰しも「よく噛んで食べなさい」と言われたことがあるはずです。歯と健康の間に関係があることは確かに分かるのですが、ここまでは歯の「噛み砕く」役割から常識的に想像がつく範囲で、「やっぱりよく噛んで食べることは大切だね。だから歯は大事にしないとね！」という結論で終わります。なんだ、当たり前のことじゃないか！　と思われるかもしれません。

そうです。この結果は、父の人生を変えるほど衝撃を与えた発見ではありません。

もちろん、この時点でも歯と健康に関係があることが分かり、嬉しかったそうです。しかし、「入れ歯で何でも噛めますバイ！」がスタートですから、歯は代用がきくものなのか、という問いにはまだ全く答えることができていません。そしてここから、この研究は、もっと歯の本質に迫っていきます。

歯と唾液の関係

次の図8は、図7で分けた、「よく噛める老人」と、「あまり噛めない老人」との唾液の分泌について示したものです。

実は人の唾液には2種類あります。

1つはネバネバした唾液です。運動をしているときに口の中がネバネバしたりヌルヌルした経験はありませんか？　これは糖タンパクが主成分で、交感神経（運動しているときや、ストレスにさらされているとき、緊張しているとき）が優位なときに出るものです。粘液性とも言います。

もう1つは、サラサラした唾液です。美味しそうなものを見て唾を飲み込んだり、居眠りしていてヨダレが出てきたりしますよね。これは副交感神経（リラックスした状態）が優位のときに分泌されます。こちらは漿液性《しょうえきせい》と呼ばれます。唾液は実に多くの酵素を含んでおり、食事のときにたくさん出た方が消化吸収しやすく、また味も良くなります。

図8を見ていただくと、「よく噛める老人」が唾液の量も、そして質もほぼ2倍優れて

図8

唾液の量と質

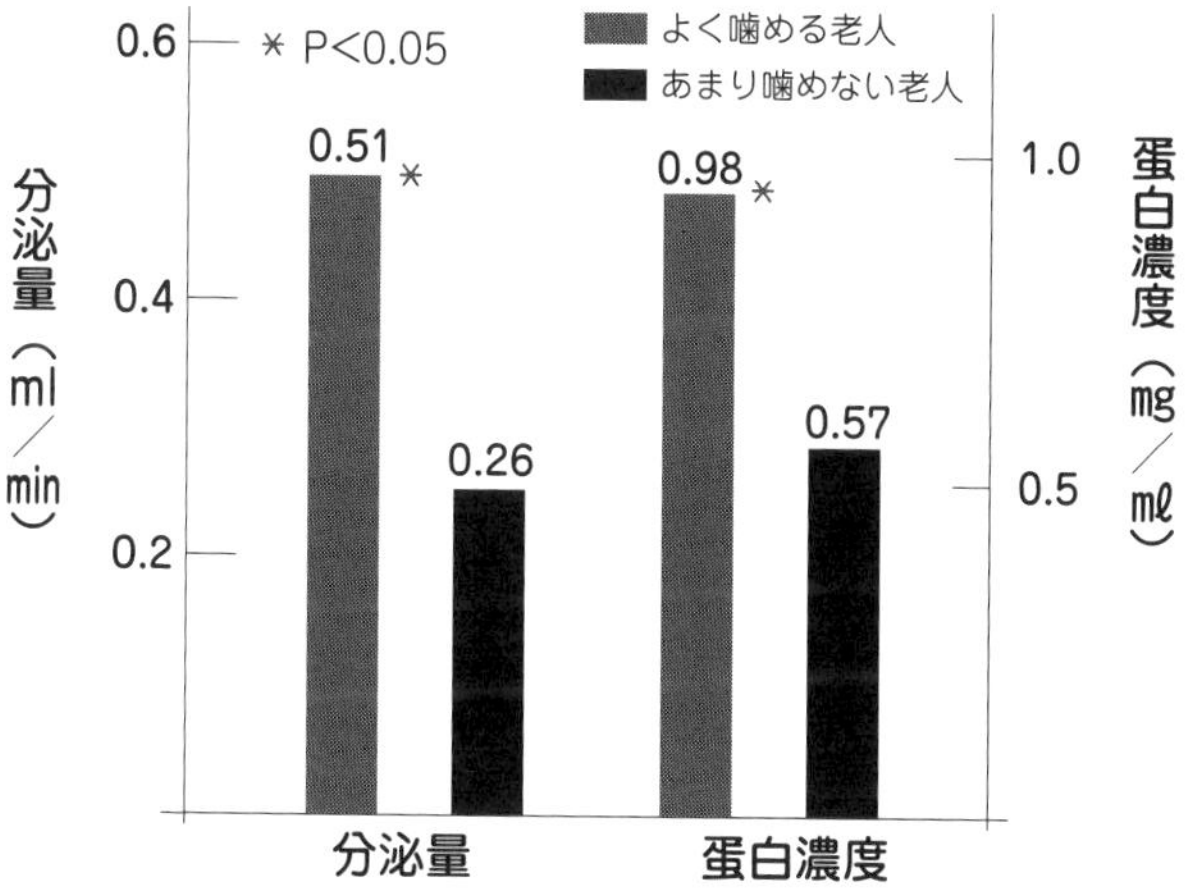

図9

多変量解析法に使用した全身的パラメーター

1	性	12	コレステロール
2	年齢	13	中性脂肪
3	体重	14	総蛋白量
4	脈拍数	15	β-リポ蛋白
5	血圧	16	HDL-コレステロール
6	赤血球数	17	アルブミン
7	ヘモグロビン	18	アルブミン／グロブリン比
8	ヘマトクリット	19	カルシウム
9	アドレナリン	20	ナトリウム
10	ノルアドレナリン	21	マグネシウム
11	血糖値	22	カリウム

いることが分かります。もちろん、唾液の分泌は、さまざまな要素で決定されています。「噛む能力」だけを比べて、「歯があるから唾液分泌が優れている」と断定するのは早計です。

そこで、唾液の分泌に関連する全身の要素を全て測定しました。それが、図9に示した項目です。さらに、この項目のうち、それぞれがどの程度影響しているのかを数式モデルを用いて調べました。これを多変量解析法《たへんりょうかいせきほう》と言います。この解析方法で、唾液の「分泌量」と密接に関係していた要素を選んだものが、図10です。歯が5つ入っています（歯に関する基礎知識は20ページ参照）。次の図11は、唾液の「質」つまり「タンパク質の濃さ」を決定している要因ですが、こちらにも歯が4つ入っています。

一般的に、歳をとると、唾液が少なくなって口の中が乾きやすいと思われていますが、実際には「歯があれば唾液はしっかりと出る」ということが分かったのです。でも、唾液腺は、歯の近くにはありますが、直接繋がっているわけではありません。では、なぜ歯が唾液に関係してくるのでしょうか。

虫歯の痛みや冷たいものが歯にしみる、といったことを経験されたことがある方はお分かりだと思いますが、1本1本の歯には神経があります。そこから、図12のように、A、B、Cの3つの神経系を介して大脳まで繋がっているのです。また、歯根部分には歯根膜《しこんまく》機械

図10

唾液分泌量の数式モデル

唾液分泌量＝－7.62

重相関係数＝0.91
寄与率＝0.828
P 値＜0.0005

＋0.03	× 下顎第２大臼歯
＋0.06	× 上顎第１小臼歯
－0.11	× 上顎第２小臼歯
＋0.19	× 上顎第１大臼歯
－0.15	× 上顎第２大臼歯
＋1.49	× 総蛋白量
－2.59	× アルブミン量
＋4.23	× アルブミン / グロブリン比
＋0.91	× マグネシウム量
＋0.005	× 血糖値
－0.21	× カリウム量
＋0.016	× ヘマトクリット値
－0.043	× 唾液蛋白濃度

図11

唾液蛋白濃度の数式モデル

唾液蛋白濃度＝－9.57

重相関係数＝0.89
寄与率＝0.79
P 値＜0.0001

＋1.06	× 上顎犬歯
＋1.97	× 下顎第１小臼歯
－1.48	× 下顎第２小臼歯
－1.13	× 下顎第１大臼歯
＋0.03	× 血糖値
＋0.0059	× アドレナリン量
＋4.08	× マグネシウム量
－2.19	× 唾液分泌量

図12

噛む刺激の歯から脳への情報伝達経路

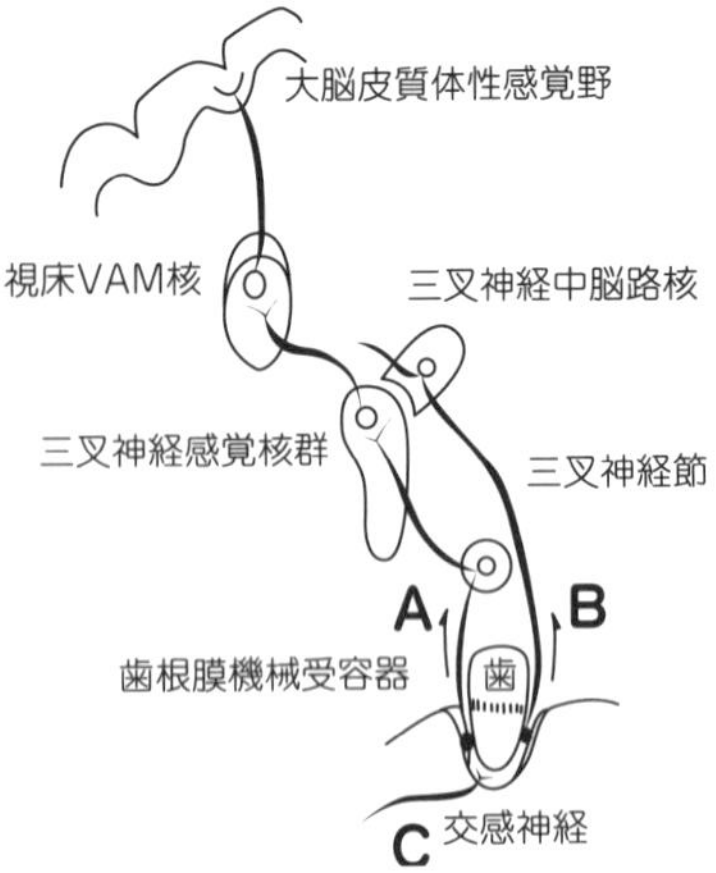

図13

個々の歯の唾液分泌量並びに蛋白濃度に及ぼす影響性

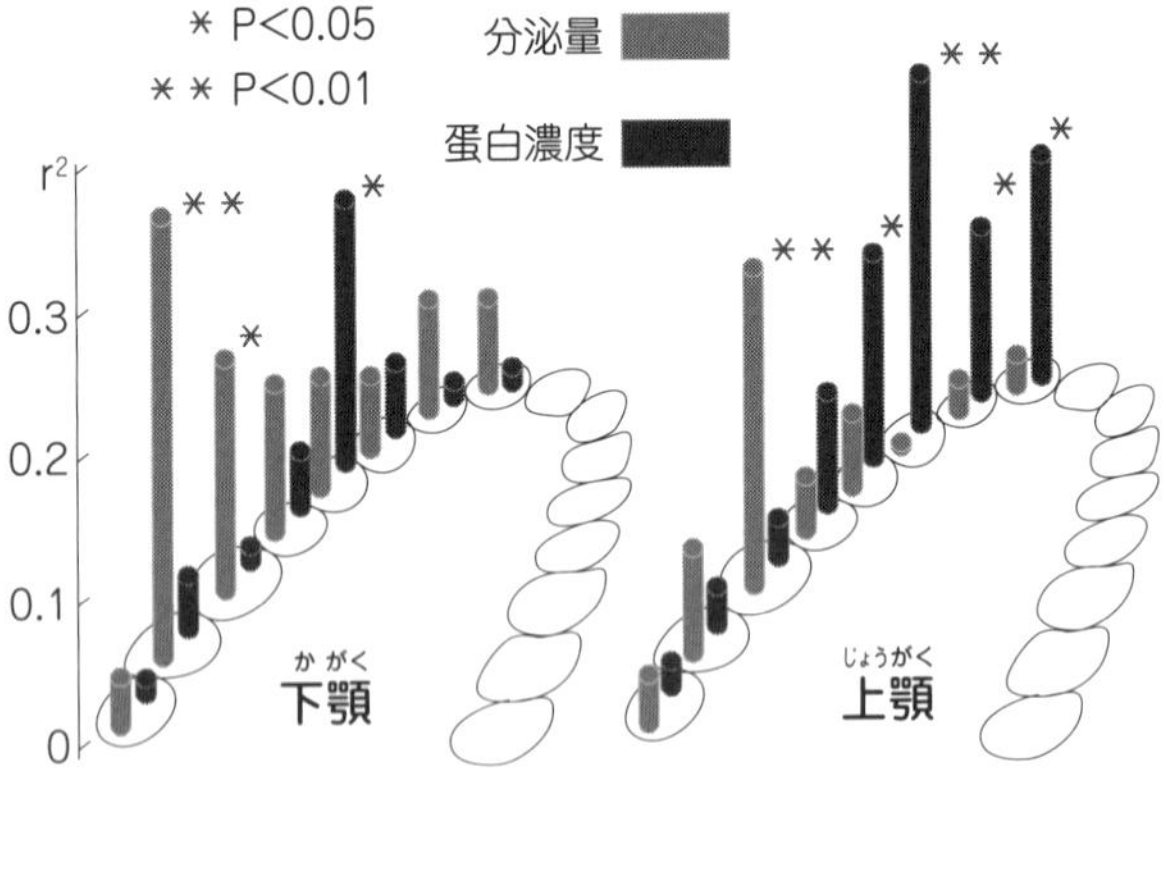

受容器と呼ばれる感覚神経が存在しており、**32本ある歯の1本1本が、それぞれに脳に情報を送っています。歯が抜けるということは、その情報が脳に届かなくなってしまうということになります。**

さらに興味深いのは、その1本1本の歯の情報が、前述したように、2種の唾液の出方、交感神経系（緊張系）と、副交感神経系（リラックス系）に影響があるということです。図13は、それぞれの歯が与える影響を棒グラフにしたものです。下顎《かがく》の奥歯の第一大臼歯《だいきゅうし》と第二大臼歯が唾液の分泌量（サラサラ唾液）に強く影響し、前歯に行くほど弱くなっています。逆にタンパク濃度の濃い唾液（ネバネバ唾液）への影響は、上顎《じょうがく》の犬歯や下顎の第一小臼歯がピークになり、奥歯になるほど減っています。つまり、下顎の奥歯で噛むと副交感神経を刺激するため、サラサラ唾液が出て、上顎の前歯部で噛むと交感神経を刺激し、ネバネバ唾液が出るのです。そのため下顎の奥歯を失っている方は唾液が減っていて、口が乾きやすくなっている可能性があります。

いわば、1本1本の歯が内科的に固有の役割を持っているのです。

そのため、私たちのクリニックでは、「歯を抜く」ときは慎重に判断するようにしています。歯が内科的に全身に影響していることを知っていれば、簡単に抜いたり、あるいは削ったりすることはできないからです。親知らずでさえ、抜くときは注意しなくてはなりません。なぜなら、親知らずを抜くことによってパワーダウンする方がいるからです。実際にアスリートの方も同じことをおっしゃっていました。

矯正治療では一般的に小臼歯を抜きますが、この歯は交感神経、副交感神経に対してバランスよく刺激を送ります。そのため、要ともなる歯なのです。

矯正治療のために抜歯をして「元気がなくなった」「活力が減った」「おとなしくなった」という方を、これまで多く見てきました。

「歯が全身の健康に影響している」と考えたとき、歯の治療でした方が良いこと、すべきでないことの判断は、見た目や道具として捉えてきた、これまでの判断基準では不完全であるということが、少しずつお分かりいただけたかと思います。

血圧のコントロール

「歯の1本1本が、神経系を介して、内科的な役割を果たしているのであれば、他にも全身に影響を与えるのではないか？」

自律神経が影響しているものとして、父が考えたのが、「血圧」です。

本当に歯が神経を介して全身に影響を及ぼしているとすれば、血圧にも唾液と同じ変化が見られるはずです。「歯が自律神経に関与して、全身に影響を与えている」というのは、それまでの歯科では、全くの常識外れであり、研究を進めていた父も、さすがに血圧のデータを入力しながら、「何かとても馬鹿みたいな無駄なことをやろうとしているのではないか」と思うことがあったそうです。

しかし、歯の本数と、血圧のデータを入力し、解析してみると、図14のようなはっきりとした関係が浮かび上がりました。

この図14は、歯が13本以上ある方を対象に、最高血圧と最低血圧との歯の本数の関係を表したものです。歯が多くなればなるほど、血圧も高いことが分かります。次の図15は、歯が0～15本までの方の本数と血圧を表したものです。こちらでは、本数の少ない方が、血圧が高いことが分かります。歯は、13～15本を境にして、それより本数が多くなれば血圧が上がり、本数が少ない方は、15本までは血圧が上がっていくのです。

しかし、唾液の分泌について調べたときと同じように、血圧も、さまざまな要因で変動します。こちらも、血圧に関係する要素を全て検討し、その中で歯が血圧に関与している

図14

現在歯数（13本以上）と最低血圧との間の相関ライン

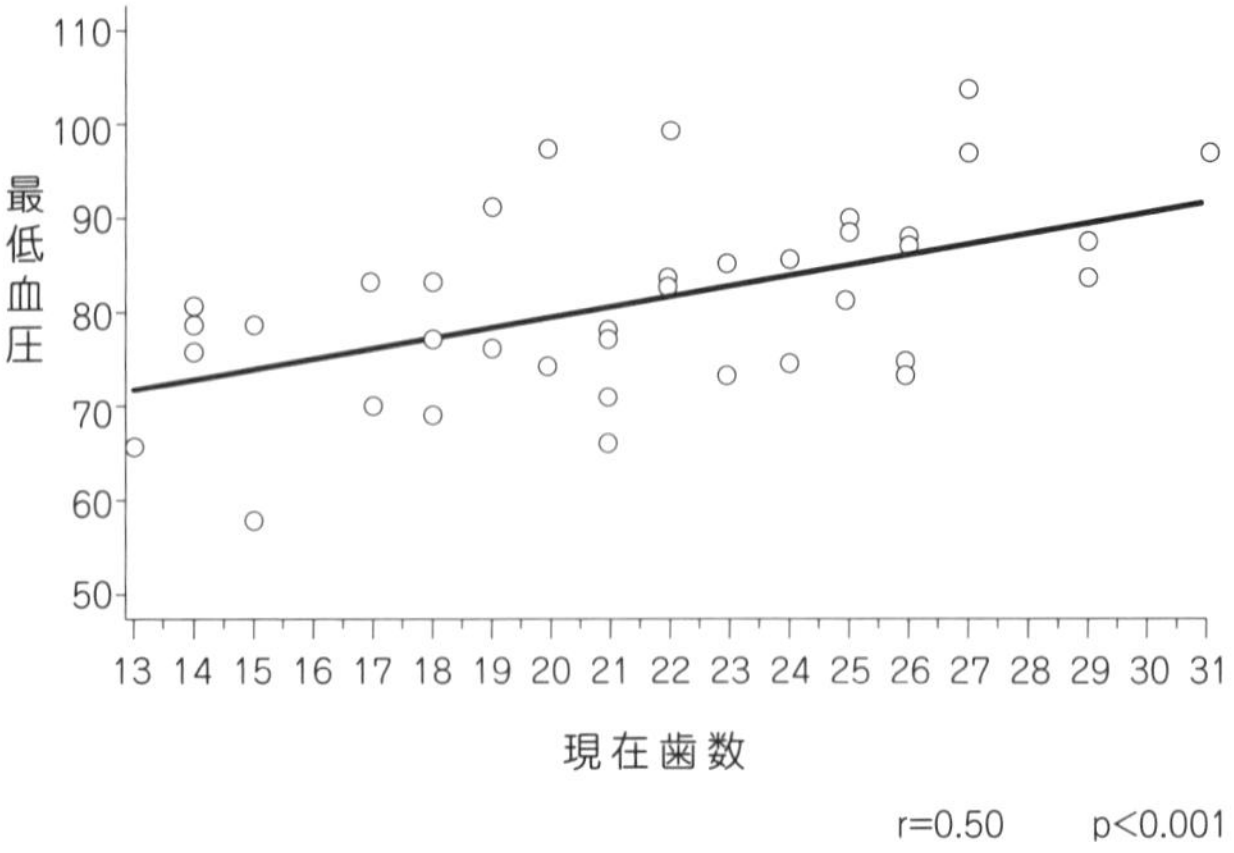

現在歯数（13本以上）と最高血圧との間の相関ライン

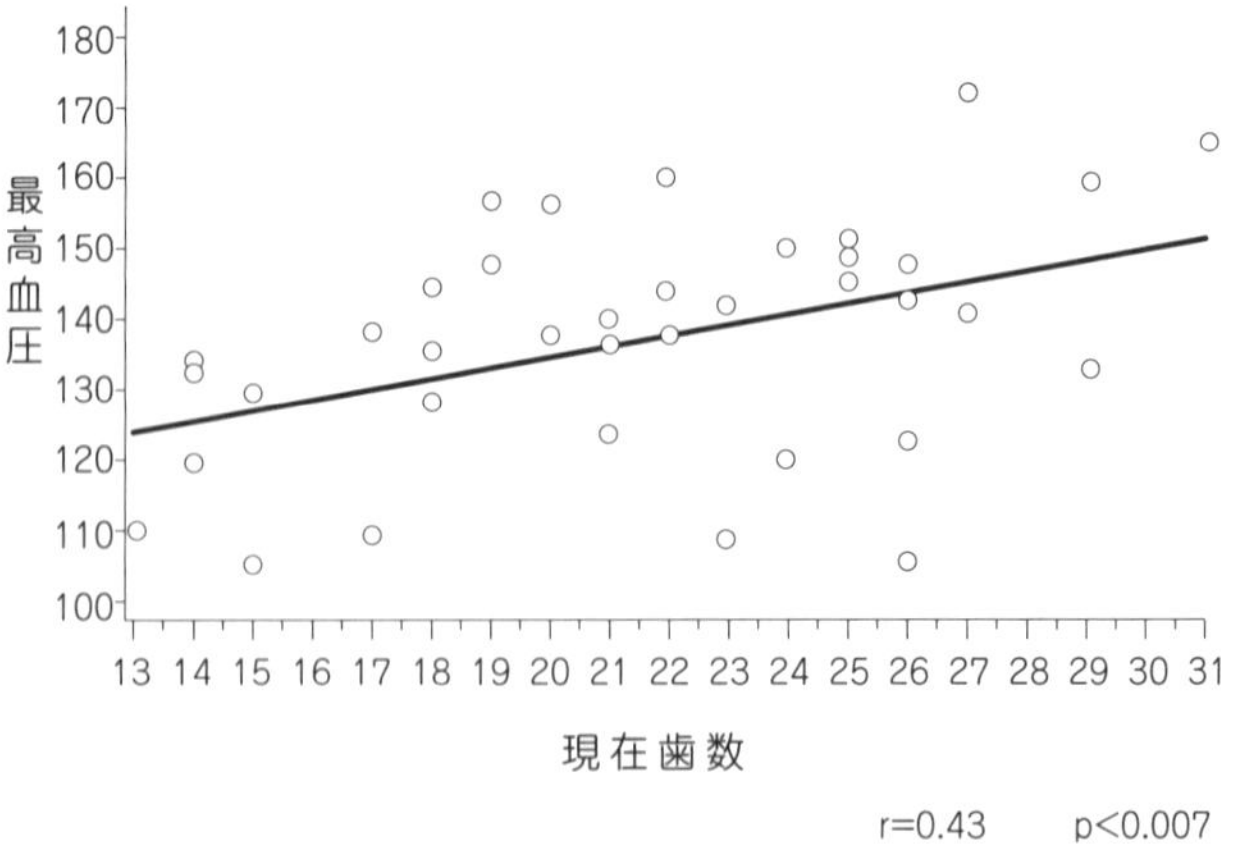

図15

現在歯数（15本以下）と最低血圧との間の相関ライン

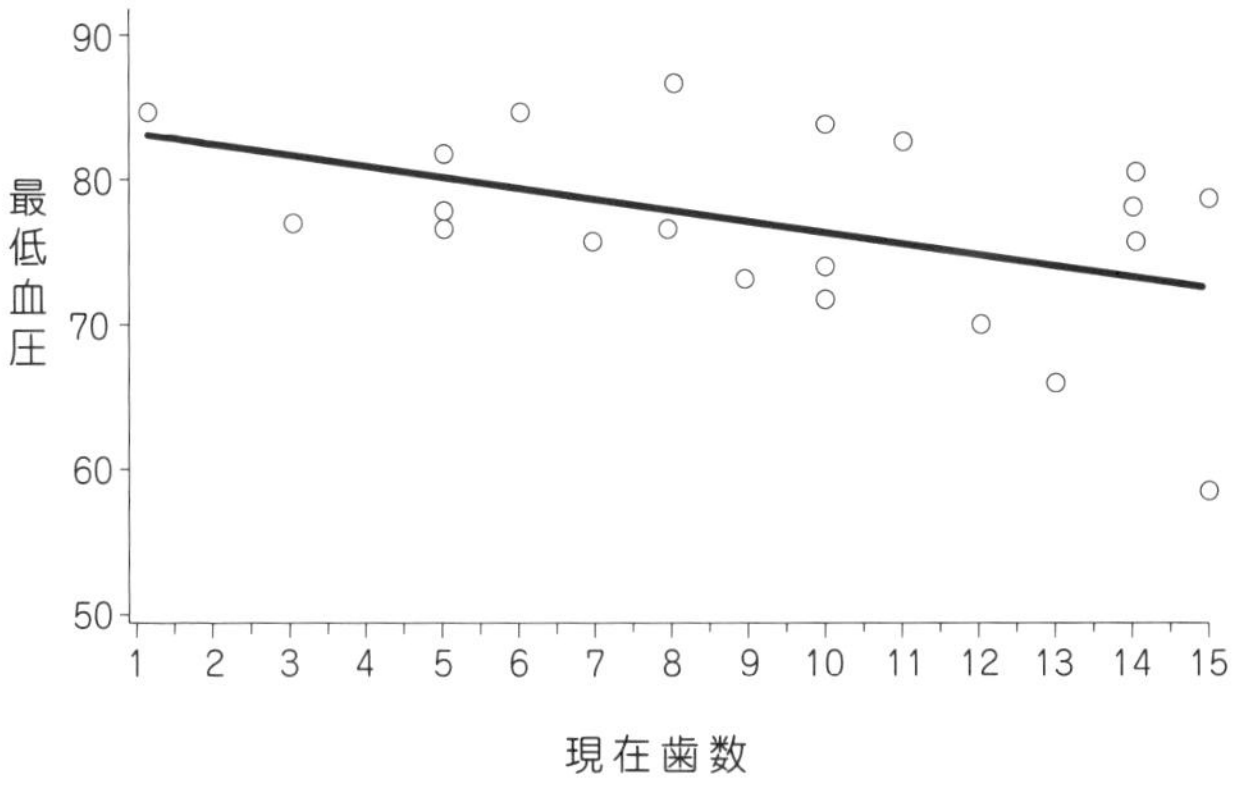

r=−0.44　p<0.04

現在歯数（15本以下）と最高血圧との間の相関ライン

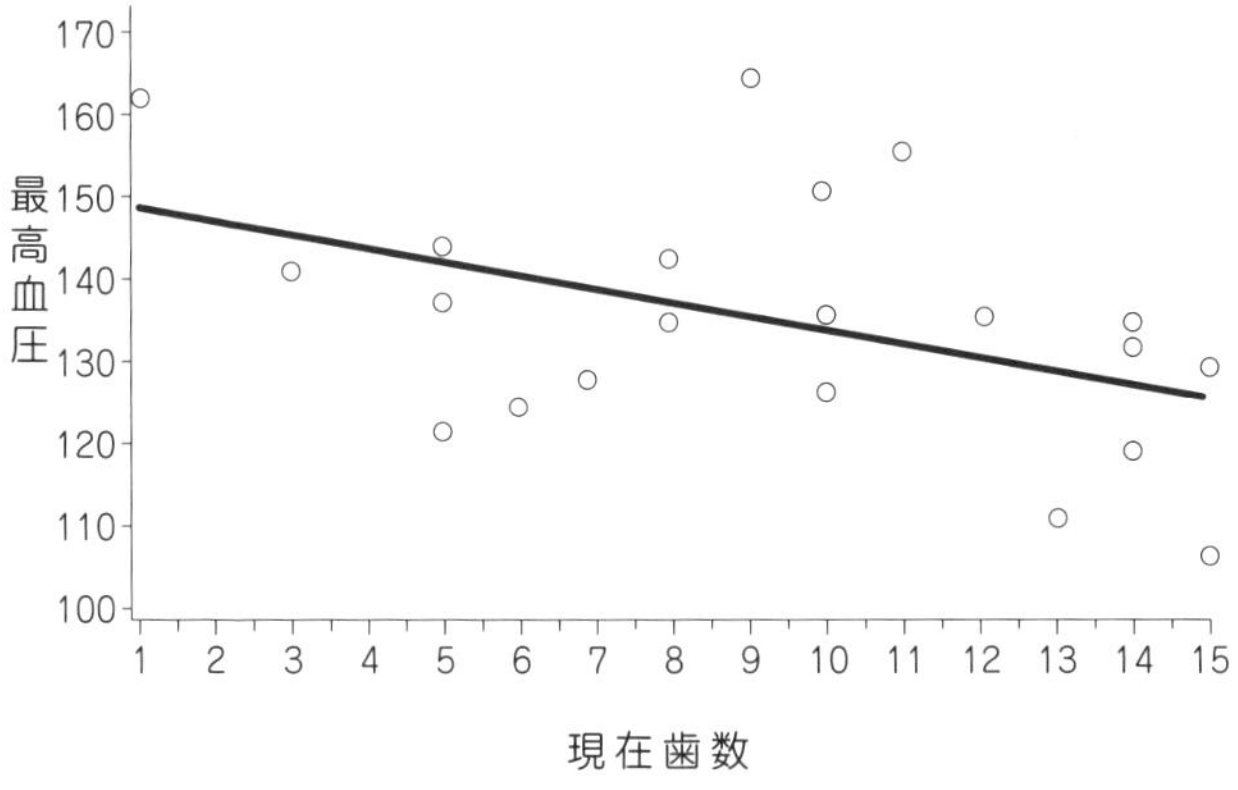

r=−0.45　p<0.04

図16

最高血圧と最高血圧の数式モデル

最高血圧の数式モデル

（現在歯数：13 本以上）

最高期血圧＝157

重相関係数＝0.8 寄与率＝0.65 P値＜0.0001	
＋13.1	× 下顎第 3 大臼歯
＋16.3	× 上顎第 1 小臼歯
＋5.1	× 上顎第 1 大臼歯
−10.8	× 上顎第 2 大臼歯
−0.44	× 脈拍数
−21.6	× アルブミン／グロブリン比
＋2.6	× カルシウム量

最低血圧の数式モデル

（現在歯数：13 本以上）

最低期血圧＝14.7

重相関係数＝0.89 寄与率＝0.79 P値＜0.0001	
＋7.96	× 下顎第 1 小臼歯
＋4.99	× 下顎第 3 大臼歯
＋7.95	× 上顎犬歯
−4.03	× 上顎第 2 小臼歯
＋0.81	× 年齢
−0.01	× ノルアドレナリン量
＋0.11	× HDL- コレステロール量

（医学的項目はいずれも血清由来です）

現在歯数と最低血圧との間に示された相関ライン

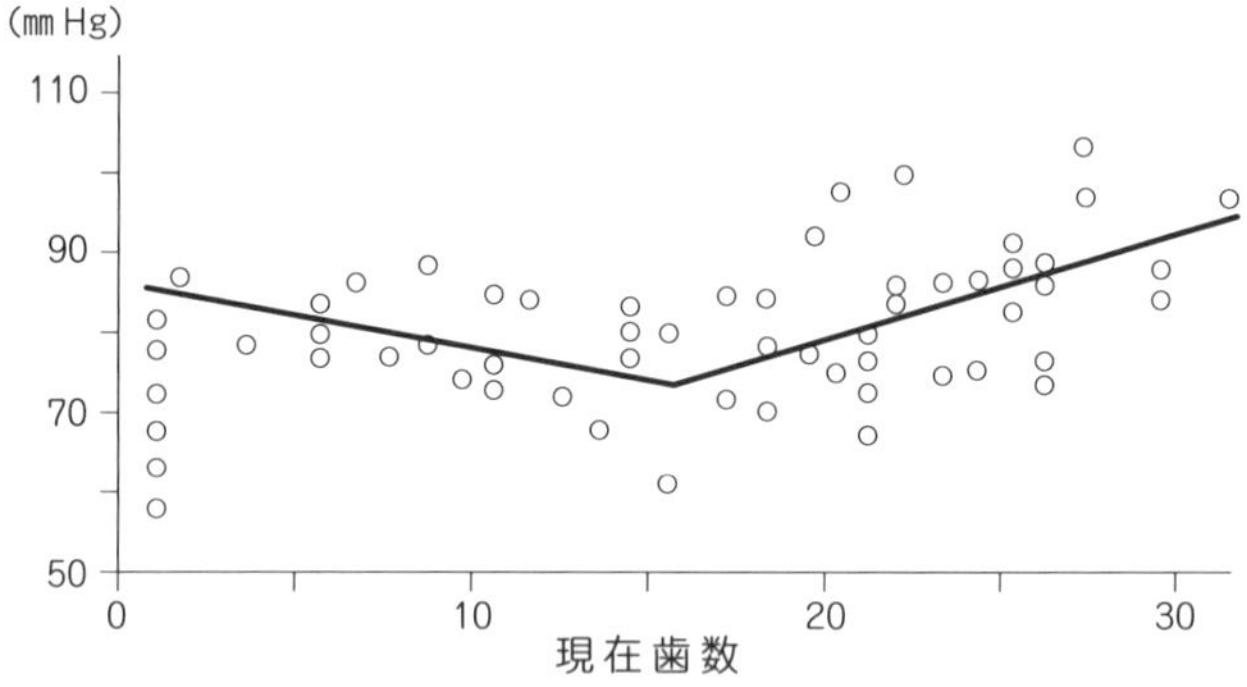

歯の残り方と最低血圧との間には関係が認められました。現在歯数 13～15 本当たりに屈曲点があり、その本数以上と以下で相関ラインの方向が変わります。

ことを確かめなければなりません。そこで、唾液分泌に用いた図9のパラメーターで、多変量解析法を再度行い、歯の影響を精査しました。

　歯が13本以上ある方の結果を見てみましょう。収縮期血圧（最高血圧）にする項目として挙がったものが、図16です。ここでも4つの歯が、最高血圧に強く影響していることが分かりました。では、歯が多い方の拡張期血圧（最低血圧）はどうだったのでしょうか。実は同じように血圧に影響している因子として、やはり4つの歯が挙がっています。

　では、歯の本数が少ない、15本未満の高齢者ではどうだったのでしょうか。図17は最高血圧、図18は最低血圧に影響している要素を示しています。この中に、歯はほとんど挙がっていません。なぜでしょうか。通常、歯は、奥歯から失われていきます。そのため、13本以上の方が血圧に影響する歯、特に奥歯を残しているのに対し、15本未満の高齢者は、その血圧に影響する歯を残していなかったのです。そして、さらに研究を進めると、また新たな事実が浮かんできました。

　それは、**1本1本の歯が、血圧の「上下」に関係しているということです。血圧を上げる歯と、下げる歯があることが分かったのです**。唾液においても見られた個々の歯の影響が、血圧でも見られたのです。これを示したものが、図19です。この図では、どの歯が血

図18

最低血圧の数式モデル

（0＜現在歯数＜15 本）

最低血圧　＝−13.2
　−4.77　× 上顎中切歯
　−7.77　× 下顎犬歯
　+13.5　× アルブミン量
　+23.3　× マグネシウム量
　−1.45　× カルシウム量
　+0.009 × ノルアドレナリン量

重相関係数 ＝0.90
寄与率 ＝0.81
P 値＜0.0002

図17

最高血圧の数式モデル

（0＜現在歯数＜15 本）

最高血圧　＝−197
　+25.2　× 総蛋白量
　−0.14　× 中性脂肪量
　+5.1　× ノルアドレナリン量
　+0.003 × ナトリウム量

重相関係数 ＝0.65
寄与率 ＝0.42
P 値＜0.02

図19

歯種別の歯と血圧との関係

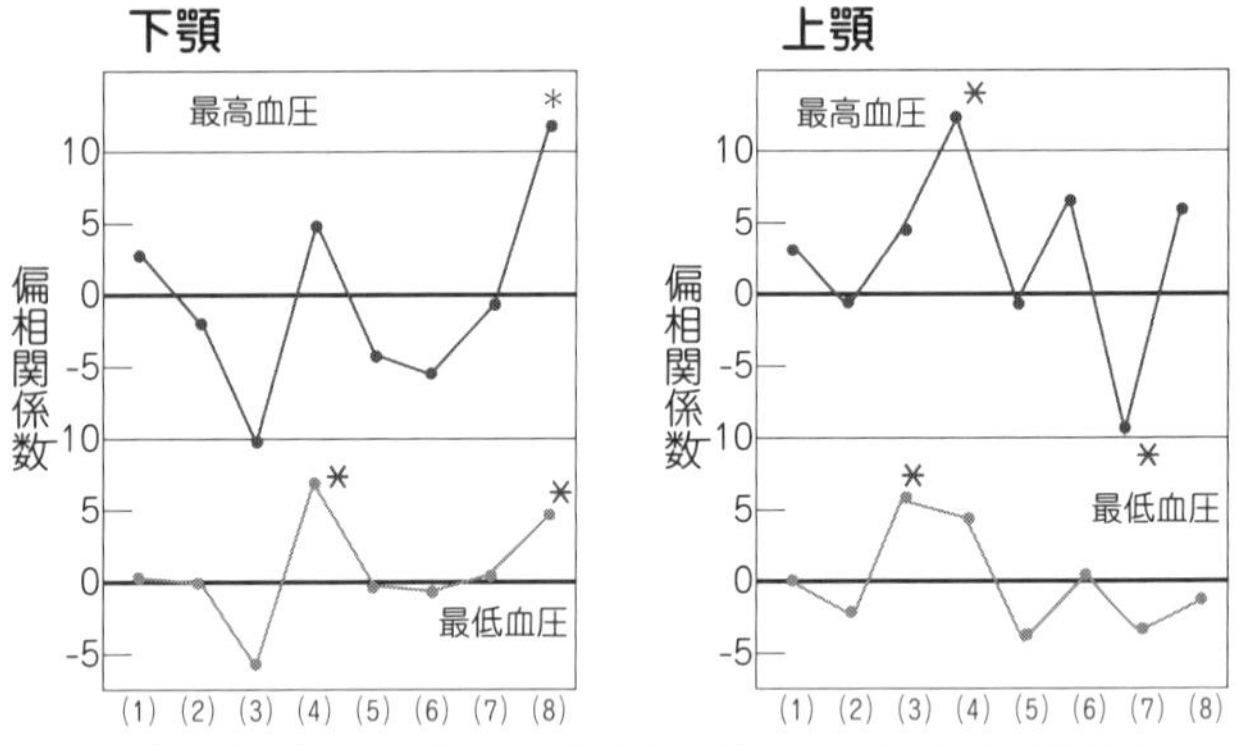

数字と歯種

(1)中切歯　(2)側切歯　(3)犬歯　(4)第一小臼歯　(5)第二小臼歯
(6)第一大臼歯　(7)第二大臼歯　(8)第三大臼歯

＊P＜0.05

圧を上げ、どの歯が下げるのに影響しているかが分かります。

唾液、そして血圧のコントロールの一端を歯が担っている。つまり、歯の1本1本がそれぞれ全身に影響を持つという発見は、歯科界における、それまでの常識では全く語られることのない結果でした。

残念ながら現在においても、歯科の教科書には載っていません。歯科の常識では、歯の神経は噛んだ感覚や痛みを伝達するものであり、感覚のある咀嚼器である、という位置付けは変わっていません。そのため、歯は全身に影響を及ぼす情報を発信しているという事実が教えられることも議論されることもないのです。しかし、この「事実」を知らないことによって、多くの不調が生み出されています。「事実」と書いたのは、父の代から数多くの患者さんと話し、治療を続ける中で、このことが仮説ではなく「事実」だとはっきり確信しているからです。

実際、歯の治療をしてから、どこか身体の調子が悪くなったというのは、珍しい話ではありませんし、適切な処置で症状が改善することが分かっています。また、スポーツ選手がかみ合わせを調整することで、パフォーマンスがさらにアップしたというケースもあります。つまり**かみ合わせが良くなると能力が向上し、かみ合わせが悪くなれば低下する。**これが私たちの行っている治療の根幹です。

歯は臓器！

ここまでで、歯が自律神経に影響を与えていることがお分かりいただけたかと思います。

歯の1本1本の働きを考えたとき、歯は「ピアノの鍵盤」に似ていると父が言っていました。鍵盤は1つひとつが固有の音階を持っているからです。

ピアノの鍵盤は、ド、レ、ミ、ファ、ソ、ラ、シ、ドまでの8音で1オクターブあります。歯も前歯から親知らずまで8本あり、上下左右に合わせて32本で成り立っています。歯と歯がかみ合わさることで、それぞれの歯が音のように情報を発信し、全体として調和

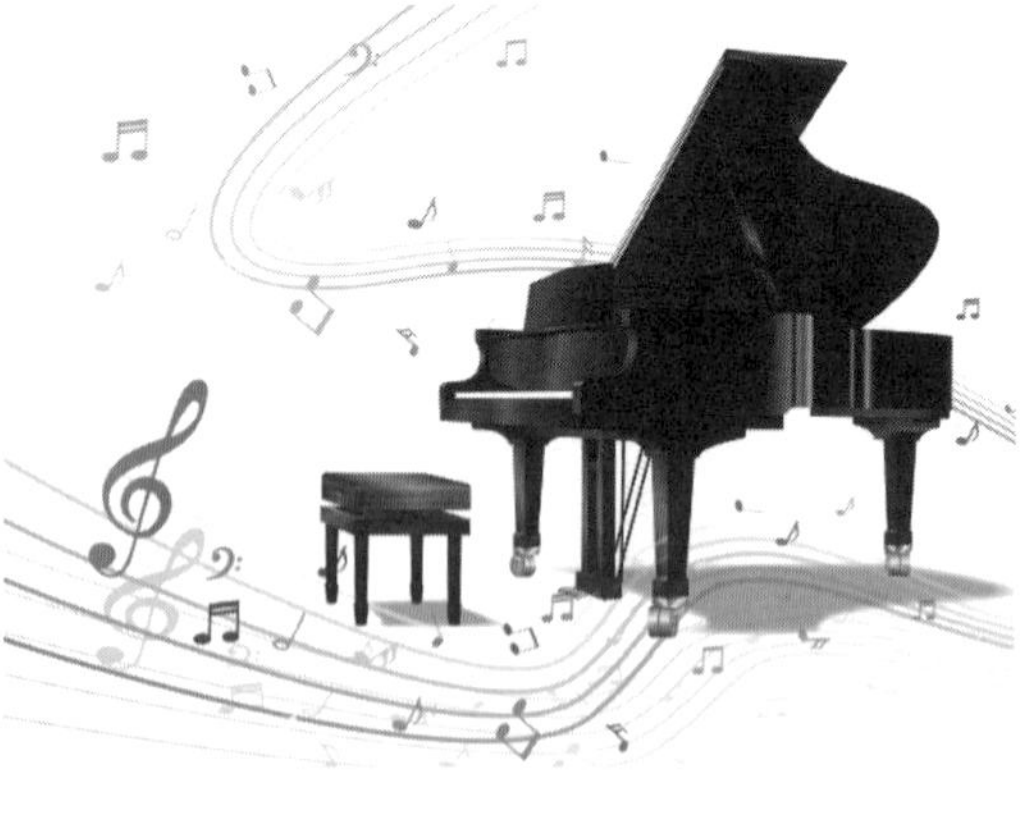

しているというわけです。物を噛んで食べるということは、ピアノを弾くように、歯の鍵盤で脳を介して全身に音楽を奏でることでもあるのです。

こうした歯の働きが分かってくると、今までの歯の常識的な見方である、「歯の機能は、消化器官の一部として食物を咀嚼すること」というのは、歯の働きのごく一部だということが分かります。

では、歯とは一体何なのでしょうか……。

それまでの常識とは全くかけ離れた歯の役割を示すデータが出てくるにつれて、父は「歯とは一体何なのだろう」「歯は何のために存在するのだろう」「人体における歯にはどんな秘密が隠されているのか」と、これまで自分が学んできた歯科の常識と自分が導き出した研究の結果との間で、自問自答を繰り返すようになりました。

そのような中で、答えは突然やってきました。それは、父が内科医と雑談しているときに、たまたま持っていた図19の、歯の種別ごとの血圧の影響のスライドを出したときのことです。内科医の先生がしばらくそのスライドを眺めてから、何気なく、こうつぶやいたそうです。

「ああ、歯は臓器だったんですね」

このときの父の衝撃は相当のものだったようです。その瞬間、歯は咀嚼器であるという固定観念が打ち壊され、霧が晴れたように、「歯は臓器」だという今後の人生を決定する答えに辿り着いたのです。

「臓器」というと、心臓や肝臓、腎臓といった、内臓器官をお考えだと思いますが、それらに共通していることは、細胞が集まって1つの働きをしている器官であることと、器官として受発信性を持つことです。心臓であれば、全身の血流をコントロールし、腎臓であれば血液を濾過して尿を排出します。胃で食べ物を消化し、腸で吸収するといったようにそれぞれが独自の機能を持つ器官です。つまり、歯も歯根膜受容器からの刺激を脳に伝えて、自律神経に影響を与える器官である「臓器」なのです。

そして、この「歯は臓器」という仮説に出会った父は、「先生、何でも噛めますバイ!」から始まった疑問から解放され、歯は必要なのかという次元ではなく、歯はあるのが当たり前、という信念に行き着いたのです。

実は後に分かったことなのですが、この入れ歯のおばあさんは何でも噛めるのではなく、ご家族が軟らかいものだけをおばあさんに食事で出していたので、本人が「何でも食べられる」と勘違いしていただけだったのです。

歯は中枢の臓器

父は「歯は臓器」であることを実証するために大学病院を辞めて、現在の、むらつ歯科クリニックを開業しました。

症例数は1万を超え、多くの患者さんの、身体全身のあらゆる症状を改善させてきました。24年以上に及ぶ治療の中で、歯にはさらなる可能性があることが分かってきました。

次の図20を見てみましょう。これは、かみ合わせ治療の前と後での、体温の変化を示したものです。治療前の体温によって、非常に体温の低い方（36℃未満）、少し体温の低い方（36～36・4℃）、正常体温の方（36・5～36・9℃）、高体温の方（37℃以上）に分けます。そして、当クリニックでかみ合わせの治療を終えた後、翌日に再度測定して比較しました。もちろん、体温は1日の中で変化しますから、測定する時間帯は、治療前と治療後、3時間以内で合わせて測定しました。

図20

歯臓治療前後の体温の変化

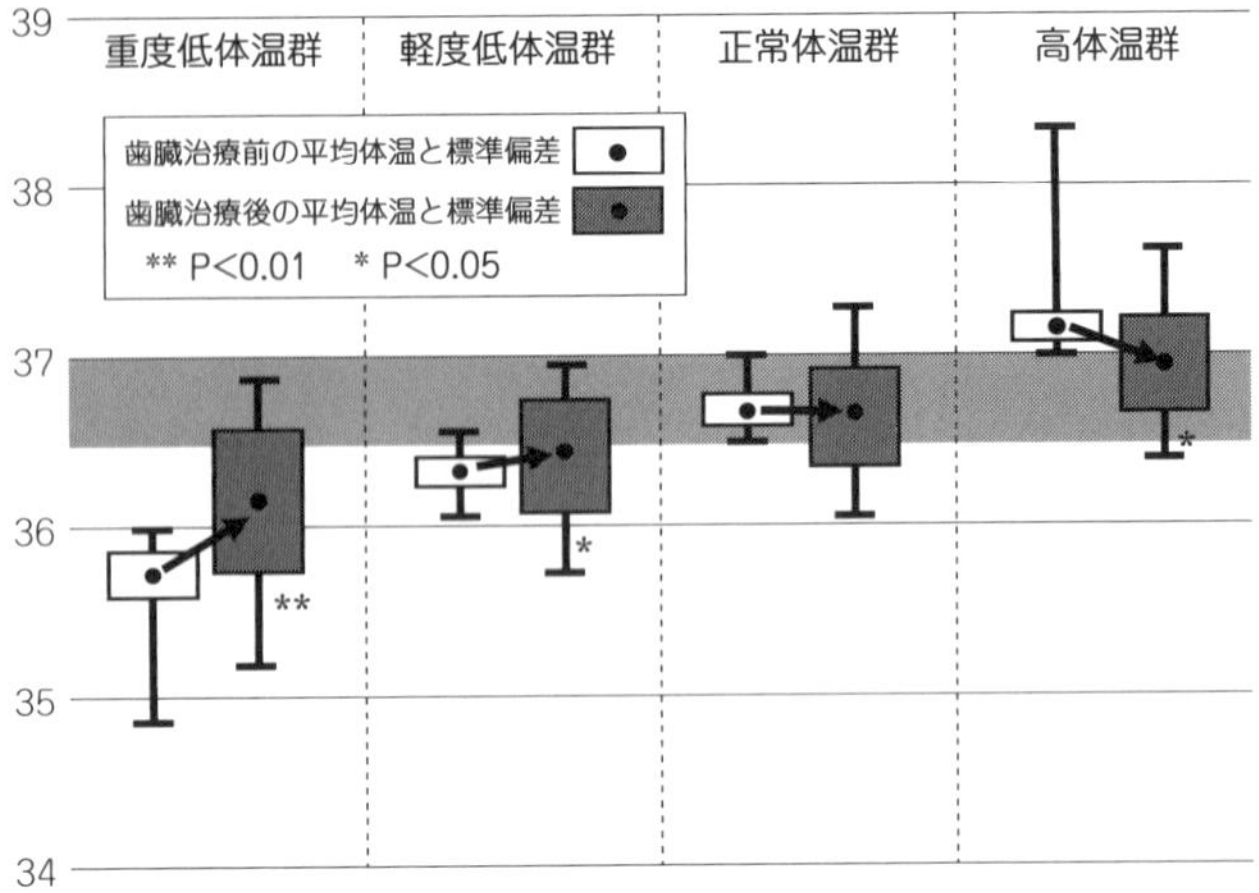

これは、全部で1150名のデータですが、重度低体温の方々の83％は、体温が上昇し、平均は0・6℃上昇でした。軽度低体温の方では、65％の方の体温が上昇し、その平均は0・3℃でした。図20の中で、棒の中の真ん中の点が平均の体温ですが、白からグレーに向いている矢印が、左の2つのグループではそれぞれが上昇しているのが分かります。

正常体温の方は、治療前と治療後で変化は見られず、矢印が水平になっていることが分かります。そして高体温の方は、80％の方の体温が下がり、その平均は0・3℃下昇でした。図の中央に横に薄いグレーの帯がありますが、これが正常体温の領域です。矢印の向きが正常体温に向かっているのがお分かりいただけると思います。

測定したときに、高体温だった方は、何らかの体調不良、風邪などで微熱があり、それが1日経過して正常体温に近づいているのかもしれません。しかし、この結果で最も驚くべきところは、低い体温の方が上がっているところです。かみ合わせによって、低い体温の方が上がるというのは、歯が脳の中枢に関与している可能性を示唆しています。

ご存じのように、私たちの身体には体温を一定に保つ働きがあります。体温の恒常性維持と言いますが、これは脳幹と呼ばれる部分がコントロールするもので、身体の機能の中でも非常に重要なものです。

最近は男性でも冷え性の方が多く、体温が低い方が増えているようです。体温を上げるためには、生活習慣を見直し、運動をするのが一般的ですが、この1150名の患者さんから得られたデータを見ると、体温が低めだと感じている方は、かみ合わせを正して、それから運動を取り入れていくのが効果的なのかもしれません。また、後述しますが、かみ合わせが正しくなると、身体のバランス機能も向上します。体温が低いと感じている方は、転倒などのケガの防止の面でも、散歩をしたり、軽く体操をしたりといった運動の習慣をつける前に、まずきちんとかみ合わせを正すのが大切だと思います。体温が上がったのを治療後に実感できる方は多くいらっしゃいます。

さて、歯は、唾液、血圧、そして体温にまで影響を及ぼしていることが分かってきましたが、まだ歯には知られざる働きがあります。

歯は目ほどにものを言う

次の図21をご覧ください。これは、当クリニックのかみ合わせ治療前と治療後の患者さんの視力を比べたものです。

この図が示すのは、治療後に、半数以上の方の視力が上がっているということです。

実は、視力の低下には、遺伝的要因もありますが、それ以外に2つの要因があります。

1つは、長時間、目を偏らせた使い方をして視力が低下する場合です。人は水晶体の厚さを、毛様体《もうようたい》という筋肉を緊張させることで調整してピントを合わせようとするのですが、この筋肉が硬直するとピントを合わせられなくなってきます。これはいわば生活習慣からくるもので、ゲームやスマートフォンの画面をずっと見たり、暗いところで本を読んだり

図21

歯臓治療後の視力改善

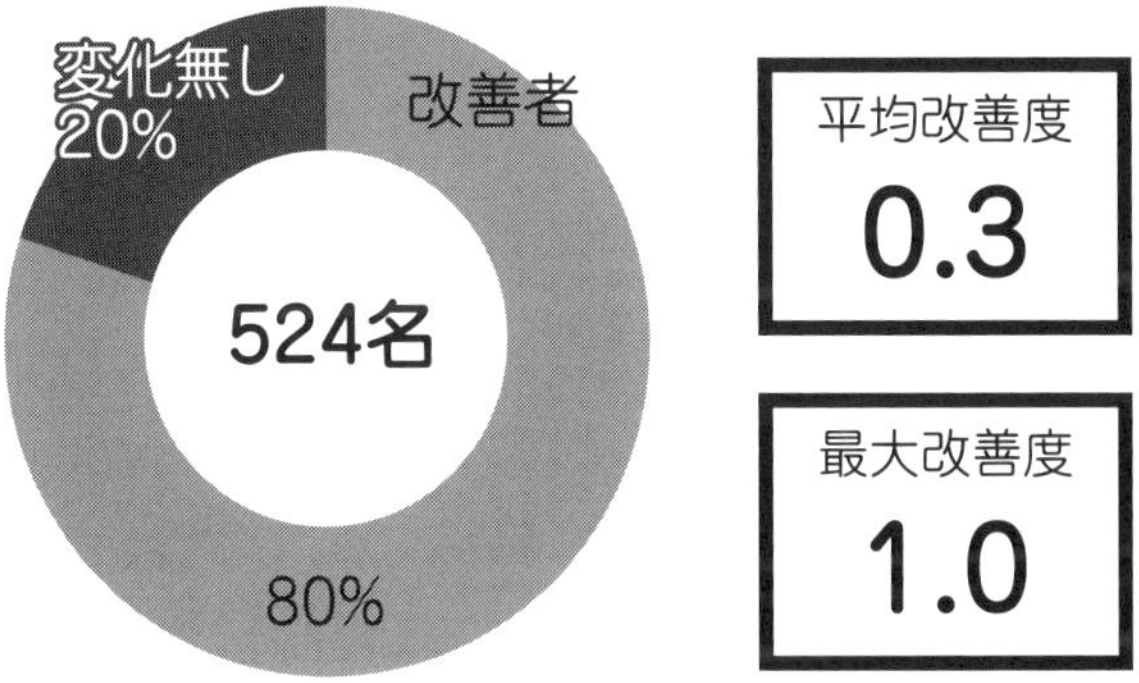

することが原因です。

そしてもう1つは、「ストレス」によるものです。「ものが見える」というのは、目に入った情報が脳に伝わるということです。そして脳は、ものが見えるように自律神経を介して目の筋肉を調節しています。自律神経は、呼吸、消化、血圧、汗など人間の生命を維持するために自動的に身体をコントロールしている神経です。自分の意思で自由に動かすものではないので、目の筋肉のコントロールにも同じことが言えます。さらに目の周囲も含めた血流全体もコントロールしているわけですから、今まで述べてきたように、歯が自律神経に関与していることを考えると、かみ合わせが正常になり、正しい信号が脳に送られるようになれば、視力が改善することもあると考えられます。

歯が決める身体のバランス

ここまで、唾液、血圧、体温、視力と歯との関係についてお話ししてきました。現在の医学で言うと、生理機能に関するお話をしてきたわけですが、では、今度は歯と骨格部分、いわば外科的な側面での歯の影響をお話ししたいと思います。

頭部というのはかなりの重さがあります。実に体重の10%、60kgの方で6kgほどあると言われています。首と歯のかみ合わせは密接に関係しています。歯をくいしばると首回りの筋肉が緊張しますし、首を前後左右に傾けるとかみ合わせが変わってしまいます。次の図22上を見てください。これはかみ合わせが悪い方の身体の歪みを示したものです。このようにかみ合わせのバランスが悪いと、まず、首への負荷の加わり方から歪んでいきます。肩のラインが右に下がっていますね。このように目立って歪んでいる方は少ないでしょう。しかし、実際は、その歪みを正そうと筋肉が頑張っているのです。

私たちの筋肉は大きく分けて、内臓筋（平滑筋）と呼ばれる身体の中の筋肉と、その外側の筋肉、骨格筋があります。内臓筋は、自分の意思で動かせない筋肉です。心臓を考え

図22上

かみ合わせと悪い姿勢

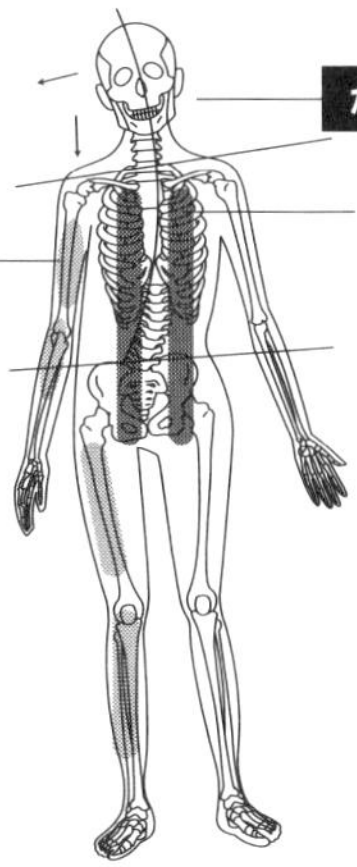
かみ合わせが悪い場合
内臓筋
（平滑筋：内部の筋肉）
骨格筋
（外部の筋肉）
内臓筋の歪みは、さまざまな
内臓疾患の原因となる。
かみ合わせからくる
身体の歪みは整体な
どで一時的に病状が
緩和されるが、原因
治療ではないため、
完治はしない。

図22下

かみ合わせと正しい姿勢

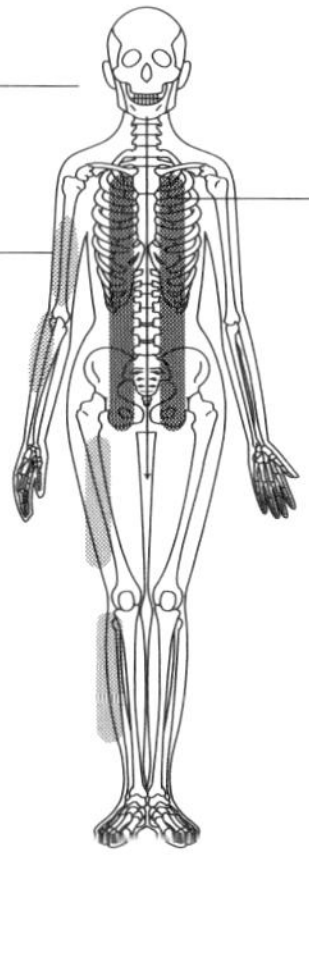
正しいかみ合わせの場合
内臓筋
（平滑筋：内部の筋肉）
骨格筋
（外部の筋肉）

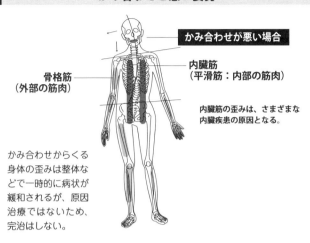

ていただければ分かりやすいかと思います。もう1つの骨格筋は、その多くを私たちの意思で動かすことができる筋肉です。かみ合わせが正しくない方は、傾いた上からの力を受けて、内臓筋も骨格筋もどちらも張っている状態にあります。図の人体は右に下がっていますから、その歪みを正すために、2つの筋肉は常に緊張状態であり、「張って」います。「頑張る」、「緊張状態」「張る」、全部に「張」が入っていますが、実際、肩がずっと、張った状態になれば肩こりに、腰がずっと張っていれば腰痛になることがお分かりになると思います。

逆に、かみ合わせが正しい方が図22下です。上から下にまっすぐ力が下りています。人は動物と違い、2本足で動きます。安定した4本足とは違い、2本で倒れないように立つためには常にバランスをとり、筋肉を緊張させなければなりません。しかし**かみ合わせが正しくないと、全身の筋肉に歪みが生じます**。

ここで1つ、かみ合わせと首の関係が分かる実験をしてみましょう。

歯をカチカチと軽く音が鳴るくらいの力加減で連続で噛んでください。そして、そのまま頭を右側に倒してみてください。カチカチした状態を維持しながらですよ。すると、左右の噛んだ感じが変わったはずです。次は顔を左側に倒してみてください。先程とは違うところが噛みだすと思います。また、後ろに首を倒すと噛む感じがまた違ってくると思います。これは姿勢が変わることによってかみ合わせがズレるからなのです。このことからも姿勢とかみ合わせとの関わりがお分かりいただけると思います。もし、右に首を倒して左の歯が強く当たる、左に倒して右の歯が強く当たるのを実感できないときはかみ合わせが大きく崩れている可能性があります。

このように首を傾けるとかみ合わせがズレてしまうのですから、反対にかみ合わせのズレから姿勢の崩れを生んでしまいます。また、足、腰、背中、首などの歪みが、かみ合わせを狂わせることもあります。怖いのは、この歪みが慢性的に続くことによって骨格筋だけでなく、内臓筋も歪むということです。これはさまざまな不調の原因となる可能性があります。

「負のスパイラル」をかみ合わせで「正」にする

この全身の歪みは、全身不調の大きな原因になっている部分ですので、もう少しご説明したいと思います。身体の中心を通る縦のラインがズレると、結果的に姿勢のズレ、歪みによりバランスが崩れて脚の負担までも変わってきます。

実はかみ合わせのズレが最初に影響するのは、頸椎《けいつい》です。頸椎とは脊柱の一部であり（背骨と言ったほうが分かりやすいかもしれません）、脊柱は上から順に、頸椎・胸椎・腰椎・仙椎（仙骨）・尾椎という5つからなっています。

頸椎（首）は、その脊柱の一番上にありますが、その頸椎は7つの骨から構成されています。その中で大切なのが上から2つ目にある、第一頸椎である環椎《かんつい》、第二頸椎である軸椎《じくつい》です。重たい頭を一番に支えるこの部分は、身体の軸に垂直な回転軸をつくり、頭を支え、回す機能があります。この環と軸で形成する関節を、環軸関節《かんじくかんせつ》と呼びます。

この環軸関節を包み、繋がっている筋肉は実にたくさんありますが、大きく2つに分けることができます。表層筋肉群と深層筋肉群です。環軸関節に対して、頭部の重さが真っすぐにかからなければ、左右いずれかの表層、深層の筋肉が常に緊張した状態にありますから、そこに凝りができやすいのです。

「ストレートネック」という言葉も最近聞かれますが、これは頸椎の7つの骨がつくるカーブがなくなってしまっている状態です。これも歪みの1つです。カイロプラクティック

図23

血流・自律神経・ホルモンバランスの乱れがさまざまな不調を引き起こす

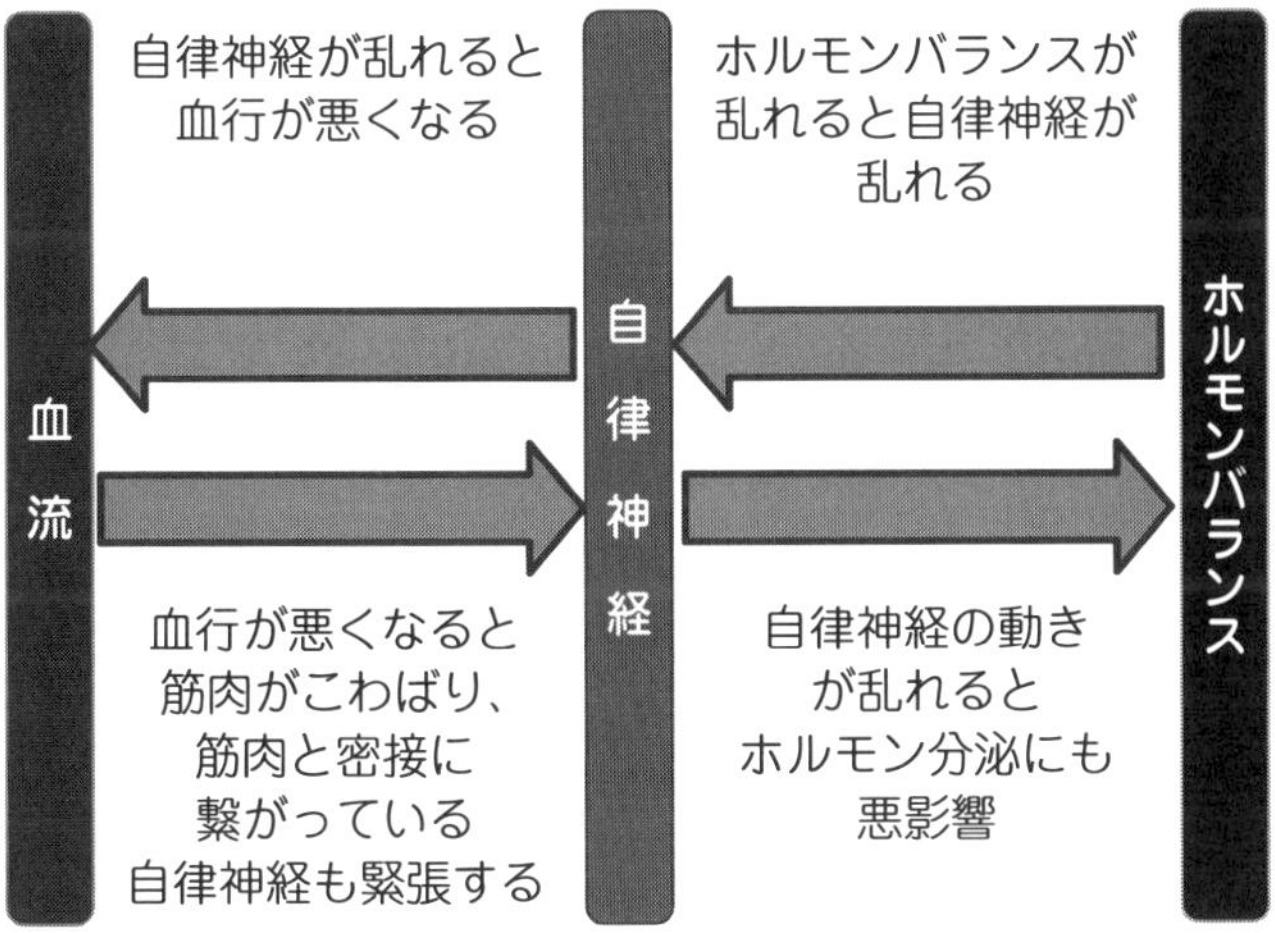

などでも頸椎の重要性はよく研究されていますが、この部分の歪みは、頭蓋から脊椎、骨盤、手足まで影響していきます。上の歪みを下が無理をして支えようとするからです。

この身体全体の歪みが、肩こり、首こり、腰こりなどを引き起こします。「凝る」というのは固くなっているわけですから、その部分では血流やリンパの流れが悪くなってきます。

図23をご覧ください。血流が悪くなると、筋肉が硬直し、そこに密接に繋がっている自律神経も緊張してしまいます。そして自律神経の調子が悪くなると、ホルモンバランスや血流に悪影

響があります。

私たちの身体の中では、自律神経系、ホルモン分泌系、血流はそれぞれが干渉しあっていますから、どこかが崩れてしまうと、「負のスパイラル」に陥ってしまうのです。

かみ合わせが悪い状態というのは、身体のバランスがとれていない状態、つまり筋肉が緊張した状態であり、潜在的疾病状態にあると言ってもいいかもしれません。父の最初の研究では、「歯の有無」だけでも、自律神経に影響があることが分かりました。

しかし、その後の臨床で、かみ合わせの状態が悪いと、筋肉の緊張が起こり、そこから、血流低下、自律神経の不調、ホルモンバランスの悪化という「負のスパイラル」が生まれてしまうことも明らかになったのです。

これまでの多くの患者さんのさまざまな症状に改善が見られましたが、その中には生理不順や無月経といったものもあります。

かみ合わせ治療後にホルモン分泌の不調が軽快した方は多くいらっしゃいます。月経は、ゴナドトロピンという性腺刺激ホルモンが分泌されて起こるものですから、下垂体からその分泌が始まったというのは、その下垂体を制御している視床下部の働きが正常になったのだと考えられます。なぜ、こうしたことが起こるのか、図式にしたものが図24です。

図24
かみ合わせによる負のスパイラルの改善

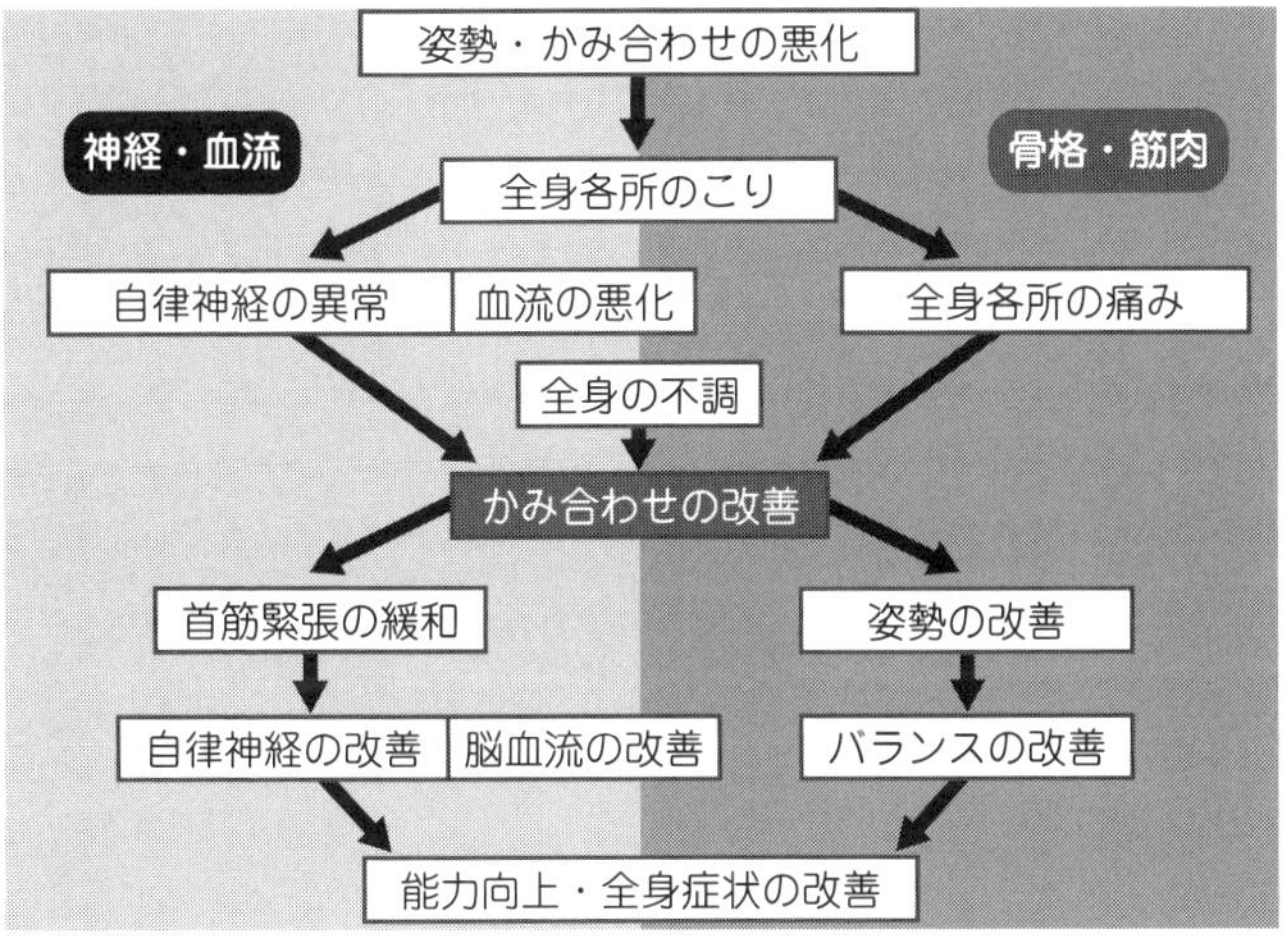

かみ合わせが悪く、それによって姿勢が悪くなると、全身のいずれかでこりが出てきます。そうすると、左の神経・血流では自律神経や血流の悪化が起こり、右の骨格・筋肉では、慢性的な肩や首、腰の痛みになります。肩こりや腰痛が楽になるというのは、私たちのクリニックではよくあることです。体験談は数限りなくありますが、その1つをご紹介します。

「長年の慢性化した肩こりと腰痛が当日に楽になり、半年以上続いた股関節炎もなくなり、歩き方まで変わり、階段ののぼりには手を添えないと上がれなかったのが、上がれるようになりました。これからの治療で、どんどん健康にどんどんはつらつと明るく生活できることが楽しみです」

（富山県　60歳　女性）

正しいかみ合わせによって姿勢が正されると、身体の上から下に歪みが改善されて、全身が「正のスパイラル」に変わっていきます。「負のスパイラル」が、歯、頸椎、骨格、筋肉、血流、ホルモン分泌へと流れて全身の不調を引き起こすのと反対に、起点である歯を改善することによって、今度は歯から内臓までが健康な状態へと向かいます。

これまでの当クリニックの歯臓治療によって改善がみられた症状には、生活習慣病と言われるものや遺伝的な疾患よりも、神経系やホルモン系が直接の原因と考えられているものが多く見られます。これは、この正のスパイラルが実現したからです。もちろん、生活習慣病や遺伝的な疾患でも、症状が軽くなる方もいます。持病の薬の量を減らすことができた場合などもそれにあたりますが、これらはおそらくかみ合わせによって起こっていた負のスパイラルが解消され、ホルモン系や内分泌系の機能が本来の状態に近づいたことによるのだと思います。その1つの例として、花粉症の症状の改善が見られる方もいます。

「歯医者に行って、肩こりがその日に軽くなった」、「歯医者に行って、花粉症が落ち着いた！」と聞くと、一般的には、「？」という反応が返ってくるでしょう。あるいは、「歯医者に行ったら生理痛が軽くなった」と言っても信じる方はあまりいないかもしれません。歯医者がそんなことをやっていいのかという方もおられるでしょう。

もちろん私は歯科医師ですから、歯しか触りませんし、もちろん歯ですべてが治るとも言いません。しかし、**歯が影響して、いろいろなことが起こるのも現実なのです**。

歯の治療により様々な不調が改善した人がいるという真実から目をそらしてはいけないと思います。そうした症状に改善が見られるということは、いわば健康的に不調であるマイナスの状態が、ゼロに近づく、あるいはゼロに戻るということです。そして口を最良の状態に維持していれば、さらにゼロからプラスへ移行していきます。

「年を取ったから、こういう症状が出ても仕方がない」と思っていたものは、歯に原因がある可能性もあるのです。

また、全身のどこにも不調が表れていない方でも、実際は歯の歪みから起こる身体の歪

図25
左右の足の長さ

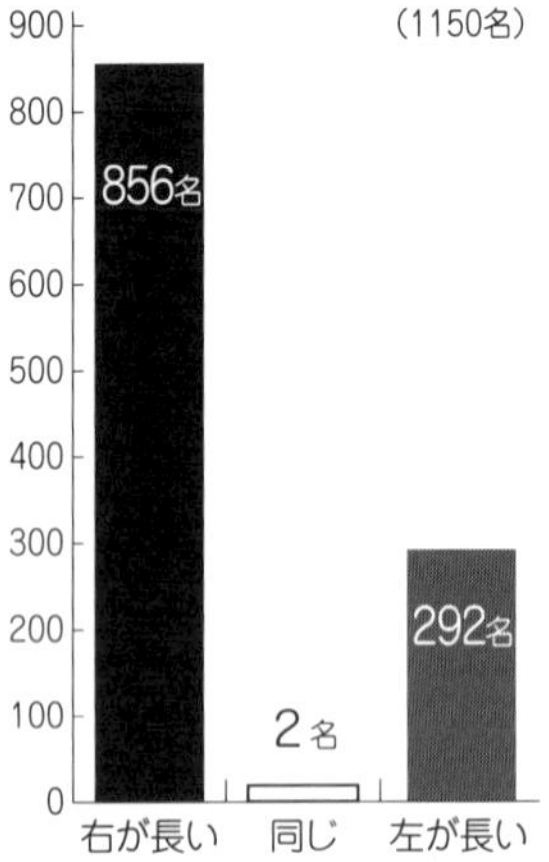

みがあり、「一見すると健康そうに見える状態」、つまり潜在的疾病状態である方が多くいます。

図25は、当クリニックに来院された1150名の方の足の長さを測ったデータの集計です。驚くことに、左右の足の長さが揃っている方は、1150名のうち、わずか2名だけです。なぜ足の長さを測っているかというと、骨格の歪みが上から下に影響を与えていき、その結果として足のズレに表れるからです。そして、そのズレが無い方がほぼ皆無であることを考えると、身体の歪みは、ほとんどの方に当てはまるものなのです。その歪みの根本原因であるかみ合わせを正した後は、足のズレが戻り、身体が軽くなり、平衡バランスも良くなり、筋力も上がる方がほとんどです。

もともと、かみ合わせは非常に繊細なバランスで成り立っています。当クリニックのかみ合わせ治療は、マウスピースなどを用いたものではなく、シリコンという硬いゴムのような材質のものを歯科用のコントラの先端に付けて、0・1ミリ以下の単位で調整しています。そのように繊細なものですから、意外に簡単なことでそのバランスも崩れてしまいます。片方の歯だけで噛んだり、テレビを見ながら横を向いて食べたりする習慣があると崩れてくるのです。

そのため、私たちのクリニックに来られた方には、定期的にかみ合わせの調整に来院するように勧めています。上下の歯は、ピアノの鍵盤のようにそれぞれが固有の情報を発信しています。ピアノでも、よく叩く鍵盤は、一番音がズレているものです。そのメンテナンスもピアノと同様に、「調律」する必要があります。

もちろん、片方で噛むといったような習慣がなければ、長くかみ合わせのバランスは維持されますから、かみ合わせが正しい状態がどれくらいの期間続くかには、個人差がありますす。しかし、根本的な不調の原因が歯である場合、正しいかみ合わせに戻れば、マッサージや整体などの対症療法に比べて格段に長い間、身体の機能は良い状態を保ちます。

かみ合わせ改善による能力の向上

これまでかみ合わせ治療でさまざまな身体の不調が改善することについて説明してきましたが、**かみ合わせ治療の目的はマイナスからゼロへの不調の改善だけではなく、ゼロからプラスへの能力の向上という点にもあります。**

おかげさまで、私の代になってから、2年たらずのうちに、能力開発を目的に、アスリートがクリニックへいらっしゃるようになりました。

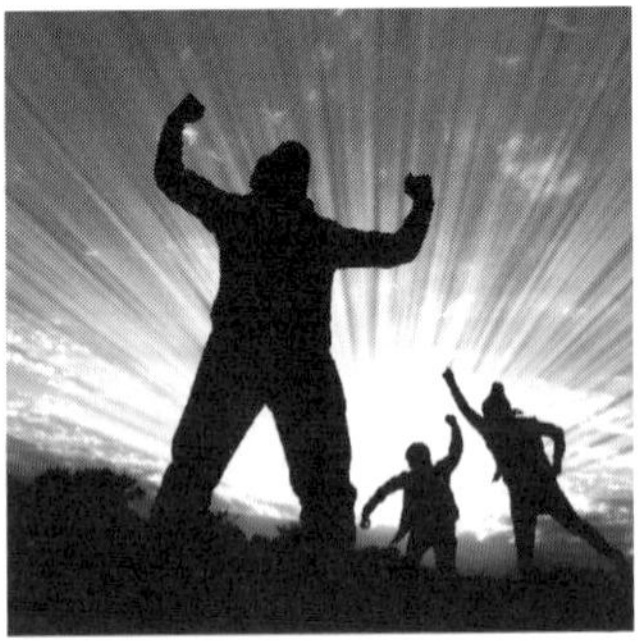

来院される患者さんは、「力を入れているつもりが入っていない」方ばかりです。最初の問診でその話をするとほとんどの方が首を傾げて、「力は入っています」とおっしゃいます。ですが、指の力を測定すると、その理由を分かっていただけます。

通常、指筋力で測定を行うと男性平均は6～7kg、女性平均は4～5kg程度です。当院では患者さんの最低目標を男性10kg、女性8kgとして、かみ合わせ調整前と調整後に測定します。すると、子どもからご年配の方まで、調整後は、皆さん目標をクリアされます。

かみ合わせが整うと「力を入れているつもりが入っていない」ではなく「頑張らなくても十分に力が入る」という状態になるのです。

最初はよく理解していなかった患者さんも、かみ合わせ調整を行うと「さっきまでは確かに力が入っていなかったことが、よく分かりました」と実感していただけます。

実際に年代（若年9〜19歳、青年20〜39歳、中年40〜59歳、高年60歳〜）ごとに検査結果を比較したデータでも指筋力が平均2・3倍以上に増加しています（図26）。また、筋力以外にも閉眼片足立ちでのバランス感覚や柔軟性などさまざまな検査において結果の向上を認めました（図27）。

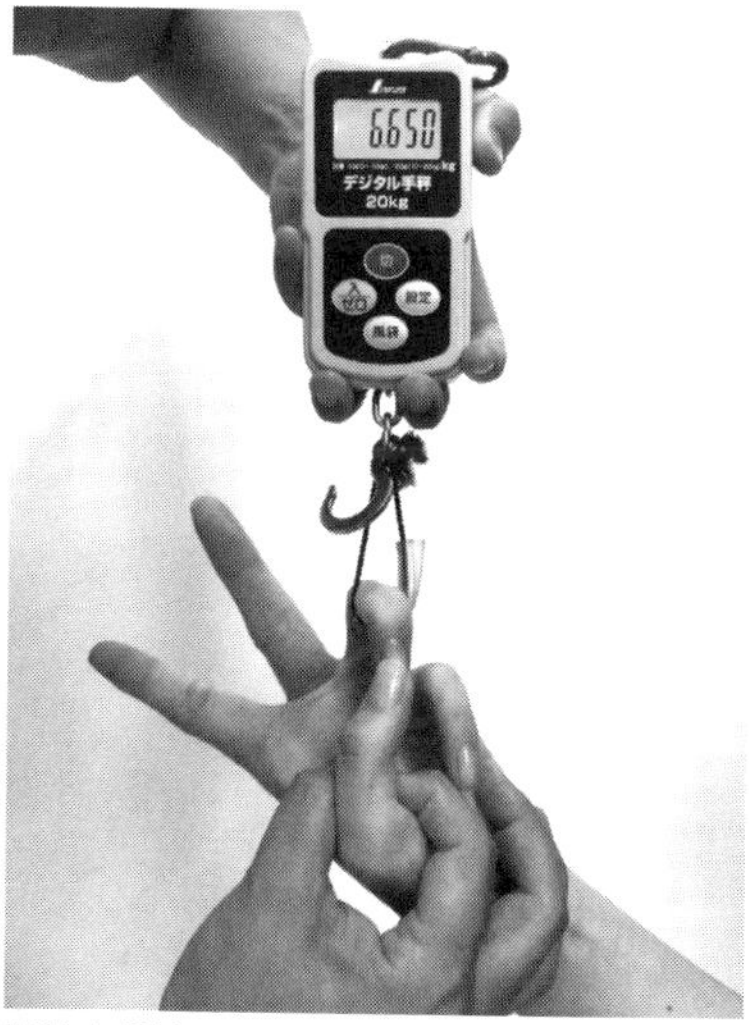

指筋力測定

かみ合わせ調整後の能力向上はアスリートにも同様に起こり、**治療後に運動の成績が向上した方は数え切れないほどいます。アスリートの方がどんなにトレー**

図26

座位指筋力（左右平均）

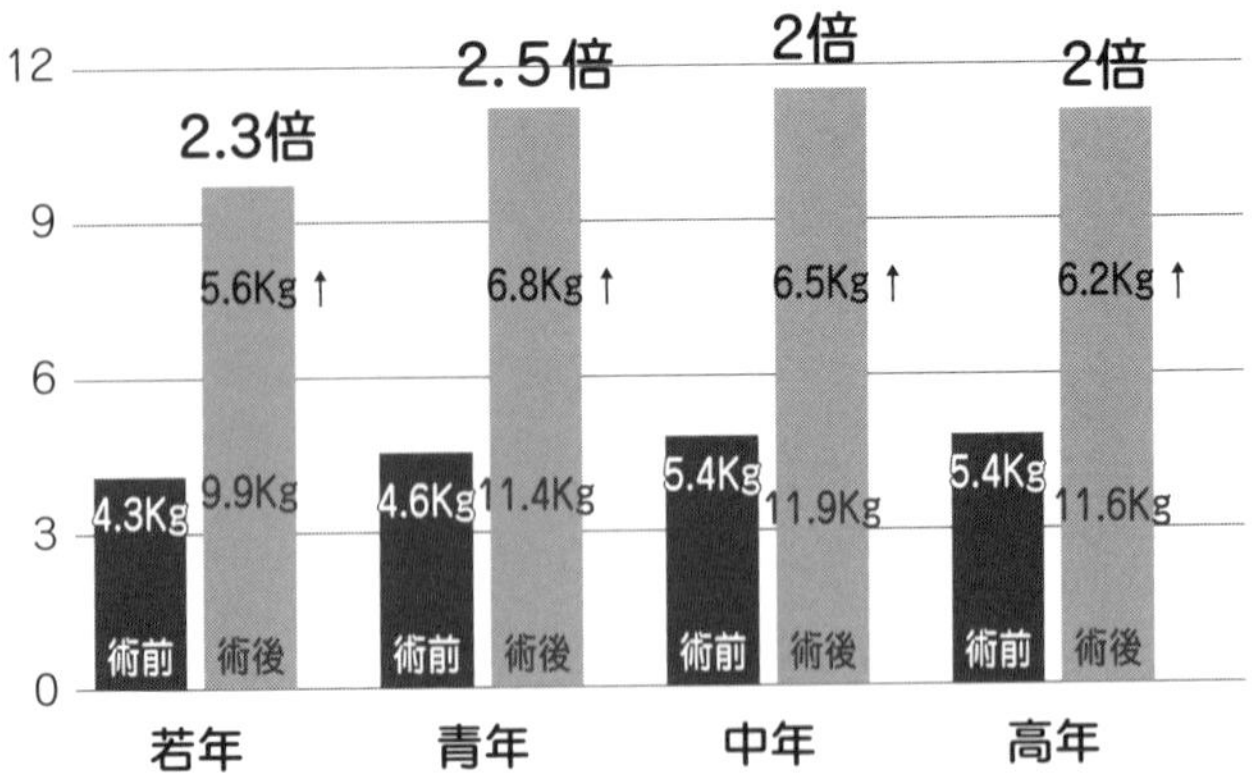

（データは男女合わせています）

図27

閉眼片足立ち（左右平均）

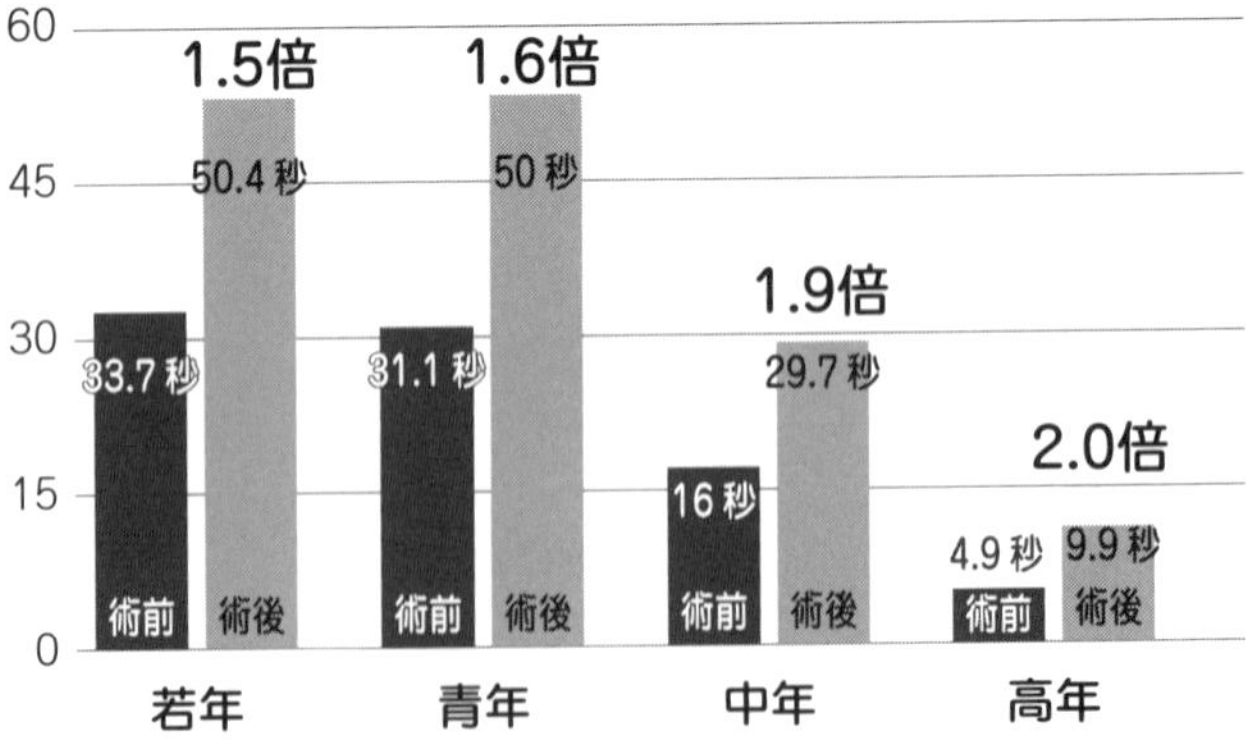

（データは男女合わせています）

ニングを積んでも開くことのできない能力が、歯にこそ隠されていたのです。これがわずか一日の施術で自分のものとなるのです。

では、なぜこのようなことが起こるのでしょうか。

実は、歯と直接繋がっている重要な臓器との関わりに秘密があります。

その臓器とは、「脳」です。

基本的に身体は全て「脳」がコントロールして動かしています。

ではなぜかみ合わせと「脳」が関係あるのでしょうか。

序章でも紹介しましたが、「歯」は「脳・神経」の仲間です。そのため、歯1本1本のかみ合わせにズレがあると、「脳」がストレスを感じてしまうため、うまく力を出しきれないのです。

かみ合わせは非常に緻密《ちみつ》な調整が必要となります。それは歯が髪の毛1本を感じ取れるほどの繊細な感覚を有しているからです。皆さんは音のハズれた方の歌を聴いたり、音のズレたピアノを聴いたことがあると思います。反対に上手な人の歌声や美しい音色の演奏で心癒されることも経験されていることでしょう。どちらも単音だけ取れば同じ「音」ですがその並びが美しいか美しくないかで感じ方や感情が全く異なってしまうのです。美しい音色はリラックスや集中力を与え、乱れた音色はストレスを与える。これが、かみ合わせにも当てはまるのです。

かみ合わせ調整後は「なんかピッタリ噛めるようになった」「左右が対称になった感じがする」「噛んでいる感じが軽くなった」など、ほんのわずかな調整でも大きな感覚の違いを実感できます。この状態こそが美しい音色のかみ合わせであって、異常緊張からの解放やリラックス、さまざまな能力の向上が起こるのです。

かみ合わせで一番変化するのが「集中力」です。

雑音が減っていくと集中力が向上していくように、脳も、かみ合わせによる雑音が減ることで集中力に変化が起こるのです。運動能力の向上だけではなく、学力の向上、思考がクリアになった、喋りが楽になった、味覚が良くなったなどの感覚的な変化を実感される患者さんも非常に多くおられます。ただし、学力と運動能力は最低限の努力をしないと向上しませんけれど（笑）。

歯はまさにピアノの鍵盤と同様に美しい音色を奏でることができ、緻密な調律を必要としていたのです。マイナスからゼロ、そしてプラスへ。私が今後目指していく歯科の在り方として、かみ合わせ治療による能力開発が当たり前になってほしいと願っています。なぜならこの部分は歯科医師しか触ることができず、アスリートが努力しても開くことのできない領域なのですから。

かみ合わせで能力が制限されているなんてもったいないと思いませんか？ **元気な人をさらに元気に、そして未来の可能性を開くかみ合わせ治療**。これが世の中の常識となれば、自分の才能を存分に発揮できる素晴らしい未来が待っているはずです。

スポーツするなら、まずかみ合わせを整えてから！

これまで何人ものトップアスリートを診てきました。一般的にもかみ合わせは運動をする上で大切で、力を出すためにも重要な役割があるということは知られています。そのため「アスリートはかみ合わせが良い」と思っている方が多いのですが、実際は一般の方と

図28
一般の方とアスリートの指筋力比較

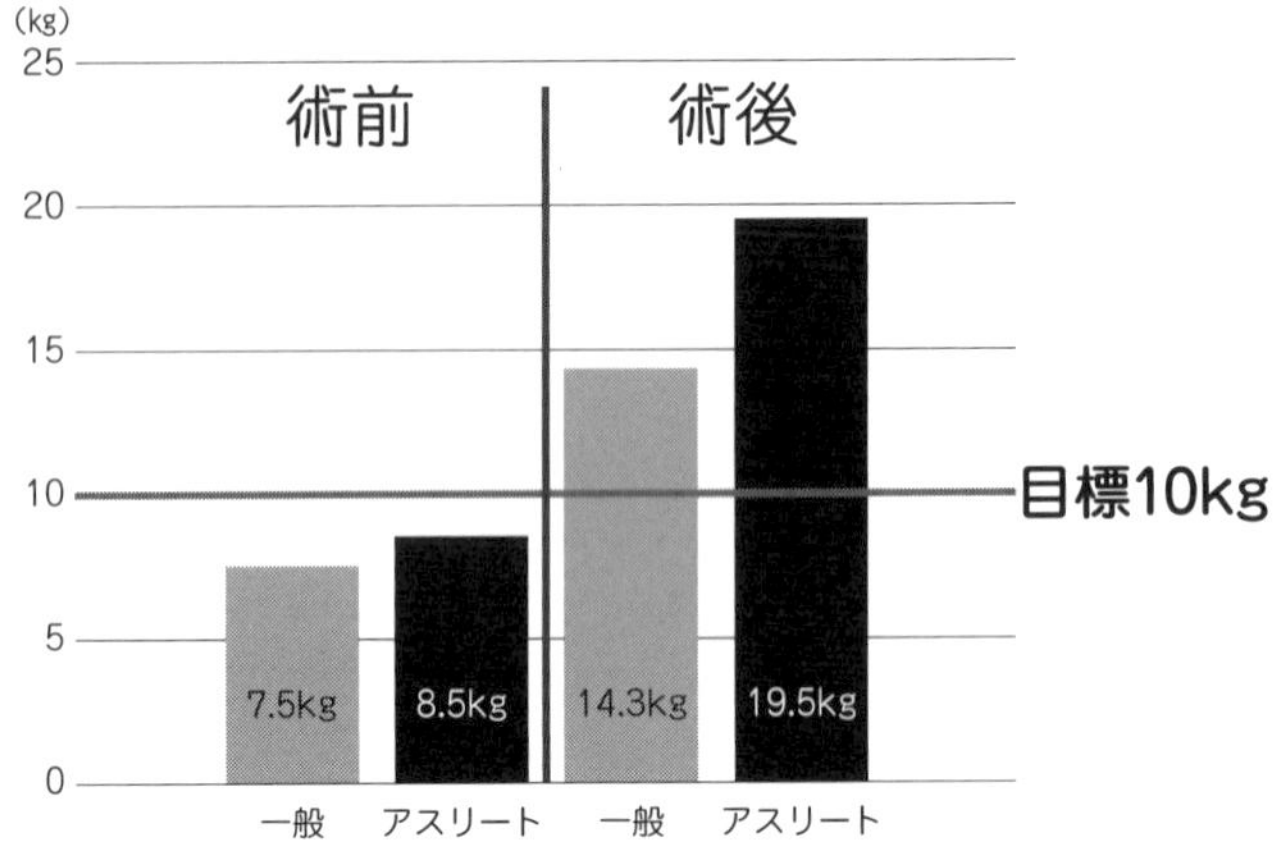

（データはどちらも男性）

ほとんど大差はありません。そもそも偶然かみ合わせが良いなんていう方は見たことありませんし、何よりアスリートも虫歯の治療を行っている時点で人工のかみ合わせになっているのです。

その結果、「力を出しているつもりが、出ていない」という状態です。実際の筋力コントロール検査では一般の方よりも多少結果は良いのですが、それでも調整前は一般目標の10kgにも到達していません（図28）。ちなみに測定したのはプロサッカー選手、プロ野球選手、世界陸上出場選手の計11名です。それでも結果を出せるのですから、それだけ才能と努力が素晴らしいのですが、筋力が強い分、故障もしやすくなってしまいます。故障の原因をフォームや負荷のせいにすることが多いかもしれませんが、かみ合わせのズレによる異常緊張や筋コントロールができていないことも原因しているのです。

実際、普通の歯科医院で銀歯を入れた後に、頸椎ヘルニアや膝の故障に長い期間悩まされ続け、あらゆる手を尽くしても治らなかったのが、かみ合わせだけで改善したという選手は何人もいます。また、かみ合わせ調整後は筋出力が向上し、当然のように一般の方よりも検査結果がかなり良くなっています。調整後の競技結果においては、自己ベストの更新や大会新記録の更新、世界大会でのメダル獲得とさらに才能を伸ばしている方も多くいますので、やはり、かみ合わせと運動パフォーマンスは関連しているのです。アスリートに限らず、部活動やクラブチーム、趣味で運動をしている方も、まず、かみ合わせを整えてみませんか。本来の才能を発揮し、不本意な怪我を予防するためにもお勧めです。

歯列矯正治療には要注意

ここまで、かみ合わせのバランスについて触れました。次は、最もそのバランスが変わる治療、歯列矯正治療についてお話ししましょう。

歯列矯正をされる方のほとんどは、「歯並び」を美しくすることを目的としていると思います。しかし、この見た目だけが美しい歯を目指すのは非常に危ういことです。入れ歯で完全に健康であるというのが、「一見健康そうに見える状態」であるのと同じです。「歯並び」という見た目だけが美しい状態というのは、必ずしも健康ではありません。

かみ合わせの状態を人為的な力で大きく変える矯正治療は、長時間歯にストレスを与え続け、これまでとは全く異なる歯並びへと変えるものです。歯の並びが変化するということで、身体への負荷が大きくかかってしまうということは、ここまでお話ししたことからご想像いただけるのではないでしょうか。

一般的な矯正治療は見た目を良くして噛めるようにすることがゴールとなりますが、歯は髪の毛1本でも違いを感じ取れる繊細な器官であるため、矯正終了後にかみ合わせが大きく狂ってしまう方もいます。**かみ合わせが良くなると能力の向上が見込めますが、反対に崩れてしまうと能力が発揮できないばかりかさまざまな症状を引き起こす恐れがあります。**当院では、矯正治療によって歯並びは良くなったにもかかわらず、さまざまな不調を訴える方を多く見てきました。

歯列矯正をした歯科医に、「歯列矯正後に、こんな症状が出た」と言ったとしても、「それは歯列矯正とは関係ありませんから、精神的なものではないですか？　心療内科を受診されたらどうですか？」と勧められてしまいます。もちろん、「歯臓」について知らなければ素直に心療内科に行き、薬を処方してもらうことになりますが、それはやはり対症療法であり、ずっと薬とお付き合いしなければいけなくなります。

歯並びが良いからといって、かみ合わせが良いとは限らないのです。

歯並びを変えるというのは、身体に相当な負担を起こす可能性があります。また、矯正治療は歯を抜く前提で行っている場合が非常に多く、区画整理程度の考えで抜歯していきます。歯とはただの道具ではなく、自律神経と繋がった臓器なのですから、「スペースが足りないから健康な歯を抜きましょう」という安易な発想は非常に恐ろしいことです。

大人であれば骨格的に固まっているので大きな症状が出ることは少ないのですが、骨格の柔らかい子どもであればどうなるのでしょうか。歯を支えている上顎骨のすぐ上に脳があるのです。

歯並びを良くして、素敵な笑顔になって、明るい未来をつくってほしいとの願いで子どもに高額な矯正治療を決断される親御さんも多くおられるでしょう。

安易に歯を抜くことを勧めたり、歯列矯正期間に体調の変化が起こる可能性について説明が無い矯正医には注意してください。歯を動かしている間もかみ合わせ調整を行うことにより、身体への負担を軽減させながら安全に歯を動かし、理想のかみ合わせを獲得できるように誘導していく。見た目がキレイになるのはもちろん、最良のかみ合わせも獲得して自分本来の能力を発揮できるようになることこそが重要なのです。

歯中枢説と歯末梢説

偶然出会った高齢者の研究から、「歯は臓器である」という最初の発見をした父。その後、大学院での研究を離れた父は、それを臨床的に実証し、多くの患者さんの力になりたいという思いから、１９９３年に「むらつ歯科クリニック」を開業しました。

それから実に１万人以上の方を治療し、さまざまな症状の改善や能力の向上へと導きました。

その間に、歯が中枢神経系へ影響していることが明らかになり、現在は**「歯は臓器であり、中枢の機能と密接に繋がっている」という結論に至っています。**

図29

歯末梢説

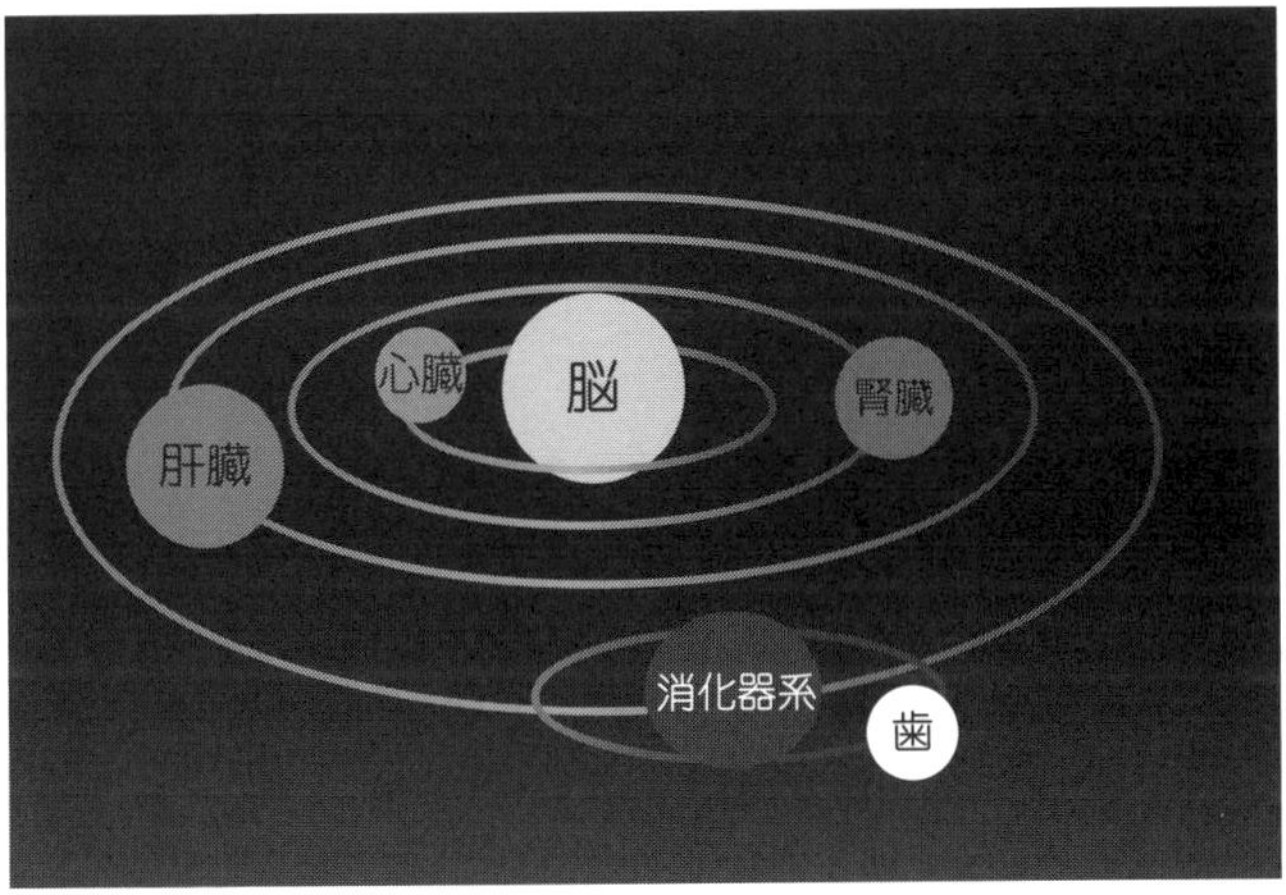

図30

歯中枢説

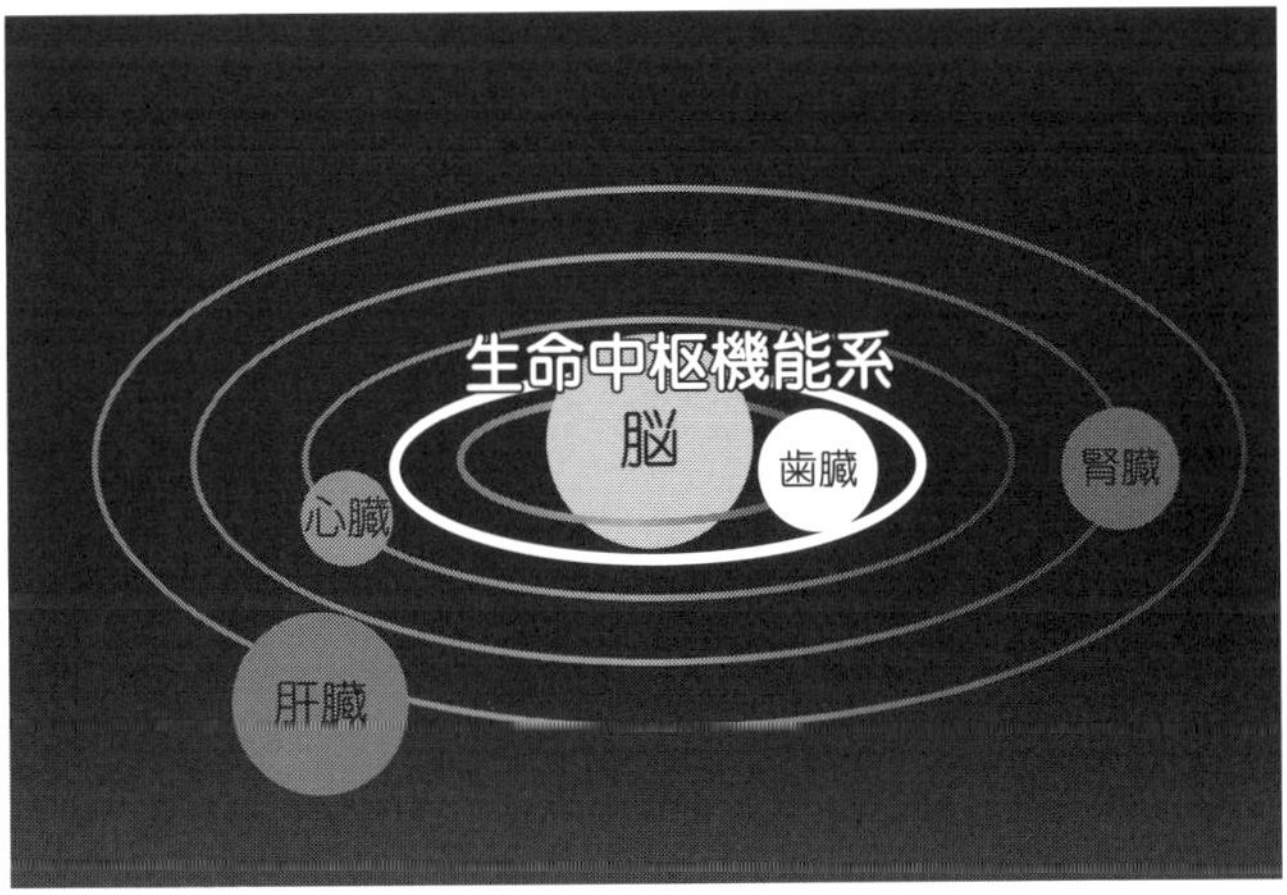

これを父は「歯中枢説」と呼びました。

一方、「歯は消化器官の一部であり、咀嚼を機能とするものである」という従来の歯の考え方を「歯末梢説」と呼びました。「歯は噛むためにあるのだから、噛むことさえできれば良く、悪くなれば削って、無くなれば入れ歯を入れれば大丈夫」という考え方で、歯が身体と関係していたり、繋がっているということを無視した考え方です。

従来の常識では、図29のように、脳を中心とした神経系の中で、歯は消化器官の一部で、消化器官の衛星のような位置づけとなっています。しかし、ここまで述べてきたように、歯のバランスが崩れていたり、歯を喪失した場合は、全身にその影響が及びます。

一方、図30の歯中枢説の視点から見ると、歯は神経系、筋肉の緊張とそれから起こる歪みと密接に関係し、全身に影響を与えています。そのため安易に抜歯をしたり、あるいは削ったり、全身のバランスを失うような矯正を行うと、身体全体に不調を起こす可能性があるのです。

これまで、本来は1つである身体を、医科と歯科に分けてきたことは医学界の大きな問題です。

歯は、身体の中で最も硬いため、その治療は硬いものを扱う一種の職人技のような側面があります。その身体の中での特殊性から、学問領域として2つに分けられたのだと考えますが、本来、身体は多くの器官が奇跡のようなバランスで、それぞれが連携して機能している「1つ」のものです。いわば、「全体性」を持っているのです。これを歯とそれ以外の部分に切り離して学問として研究してきたわけですから、その境目である歯と全身との接点は、「盲点」となってきたのです。

父はこれを「医学の最大の盲点」と呼びました。

大げさだと思われるかもしれませんが、医学と歯学を切り離し、歯のことが全く分からない医師、全身への影響を考慮しない歯科医師に分けられてしまったことを思えば、あながち大げさとも言えないでしょう。歯列矯正後の全身の不調を訴えたときに、心療内科を勧める歯科医は、治療行為にも、その発言にも「悪意」はないのです。

私自身、大学のカリキュラムの中で、「歯と全身の関係」について学ぶ機会はありませんでした。父の存在がなければ歯と全身との関係について知ることはなかったでしょう。

一般的な歯科医師にとっては歯を治療することで全身に影響が出るということは「あるは

ずがない」のです。それが「常識」なのです。

いまだに多くの歯科医が、歯を外科的な側面でしか捉えておらず、その視点で治療をしているのは、非常に残念なことです。そして、「歯末梢説」はあまりに長い間、医学の常識になっているため、この常識を覆していくことは大変困難なことです。

私たちのクリニックに来られた方は、身体の不調が軽快したり、あるいは普段よりも体調が良くなるため、お知り合いにも勧めてくださる方がほとんどです。そうした紹介で予約はほとんど埋まってしまいますが、どこかの歯科で歯の治療を受けた後に調子が悪くなって、インターネットなどで探しているうちに私たちのクリニックに来院される方もいます。こうした方は、歯の治療の直後から違和感や不調が表れたために、「歯を疑う」、つまり、歯末梢説を疑うことができた方です。歯が原因だと気付き、インターネットで自分の不調の原因を調べたり、父の書籍を図書館などで見つけて読み、来院されるのです。こういう方は、失礼な言い方になるかもしれませんが、「不幸中の幸い」なのかもしれません。早い段階で不調の根本の原因の解決ができるからです。

現実には、歯の治療を受けてから時間がたつにつれて、徐々に身体の歪みから全身の歪みが生じて体調が悪くなった方がほとんどです。その方々は「歯を疑う」ことがないため、長い間体調が良くないまま過ごされることになります。歯が原因であることに気が付かなければ、徐々に悪化していく症状が、加齢、不摂生、あるいは運動不足のためだと考えてしまいます。歯が全身に影響していること、歯中枢説というものがあることを知っているかいないかで、人生が大きく変わることになるのです。

もちろん、全ての病気や症状が、歯が原因であると断定するわけではありません。改善がみられた症例の中に、生活習慣病や、遺伝的要素が高いと言われているもの、外傷や手術による後遺症はあまり入っていません。

ただ、原因に疑念を持ったときに、**「ひょっとしたら原因は歯かもしれない」という知識だけでも持っておいた方が良いのです。**

また、かみ合わせによる潜在能力の向上はどんなにトレーニングを積んで鍛えても獲得することができません。つまり、歯はあなたの未来を変える可能性を秘めているのです。

第2章

「身体」

——歯科材料が蝕《むしば》む健康

歯の光と闇

現代医学においても、いまだに原因不明の病気、治療法が確立していない病気はたくさんあります。

父は「原因不明」の原因が歯に起因している可能性があるとして、それを「歯臓病」と呼びました。

「歯臓病」は、現在の歯科学ではまだ認められていない――認めたくないと言った方が正確かもしれませんが――新しい概念です。

口の周辺と全身との関係を研究する口腔医学でも、現在の研究の中心は、口腔内における感染症が、全身にどう影響しているかを扱っている段階ですから、歯が全身不調の負のスパイラルの基点になる可能性があるという研究に至るには、時間が必要だと思います。

しかし、ここまでお話ししてきたように、これまでの長きに及ぶ臨床において、歯が自律神経に関わり、かみ合わせの状態が全身の筋肉の緊張を生むことによって、さまざまな症状を引き起こすことは、確信を持って真実だと言うことができます。ですから、時間はかかるにしても、これから研究が進み、これまで対症療法しかなかった病気が、歯の治療によって改善していくということは、希望の「光」と言ってもよいかと思います。

実際、口をきちんと治療すると、医者いらずとは言わないまでも、風邪を引きにくくなったり、歩行が楽になったり、肩こりや腰痛などが改善する事例は数多くあります。意気揚々とお帰りになる方や、難病に指定された病気の症状が軽くなって喜んでおられる方を見ると、歯の力、歯臓の力を感じます。これは歯の明るい一面であり、歯の「光」の側面です。

しかし、歯にはこうした希望溢れる光の面だけでなく、闇の部分もあることをお話ししなければなりません。

「歯は臓器」だという視点から現在の歯科医療を眺めると、どうしても闇の側面、「歯末梢説」の負の遺産が浮かび上がってくるのです。それは、早いうちに多くの方に気が付いていただかなければならない社会全体の課題でもあります。

歯の闇「不適合金属」

歯末梢説の負の遺産の1つ目は、「不適合金属」です。

現在、身体の中に金属を用いる医療は珍しくありません。骨折の治療では、チタンやチタン合金などのプレートで固定することもありますし、人工関節などは多くの治療で使われています。こうした金属は「生体材料」といって、身体の中に入れてもよい材料として認められています。現在の医療で人体に使われる生体材料の承認と認可には厳しい検査があります。

一方、歯科における金属治療の始まりは、約150年前と言われていますが、なぜか、昔から使われてきた歯科材料がいまだに使用されています。

現在の歯科保険で認められている材料のほとんどは現代で「生体材料」としては認められていません。**いま現在、歯科保険で適用される金属は、不適合金属しかないのです。**

人体への悪影響の可能性は認められながらも使用されてきた歯科材料があるということです。

代表的なものとして、アマルガムやパラジウムがあります。

アマルガムには水銀が含まれていますから、アマルガムと聞いてなんとなく良くないということを知っている方もおられるでしょう。しかし、ほんの数年前までアマルガムは歯科材料として使われていました。そのため、1990年代に生まれた方でもアマルガムが治療に使われ、いまだに口の中に残っている方がいます。口の中にくすんでザラザラボコボコして、銀色から黒色に劣化した金属が入っている方には、特にこれから述べることを読んでいただきたいと思います。

水銀は25℃で気化して水銀ガスを発生します。そのため、体温だけでもガスが発生しますし、コーヒーやスープなどの熱いものを口に含むと、なおさらです。

水銀が徐々に溶け出し、金属アレルギーを体内で引き起こす可能性があることは、1960年代にはすでに分かっていました。**水銀の合金アマルガムとパラジウムは、「歯科材料として許容限度ではあるが、早期に金合金に移行すべき」という見解が日本補綴《ほてつ》歯科学会から出ているのです。それにもかかわらず、それから50年も認可され実に長い間アマルガムは使われてきました。**

実は、この1960年代は、歯科材料としてさらに安価な銅合金を保険適用しようという動きがあり、そのために歯科材料の試験が行われ、「アマルガムが最低ライン」という結論を学会が出したのです。

「アマルガムの腐食減量も協会法（※測定の方法です）によると歯科用合金中最大であって、2～3㎎を示す。従ってこれによるとアマルガムは不適当と言わざるを得ない。しかし一方、永い臨床経験からみてアマルガムの口腔内における耐食性はたとえ十分とは言えぬまでも臨床的に一応許容し得るものであることは否定し得ぬ」

遠回しな言い方ですが、「良くはないけど、ギリギリ大丈夫と思います。経験上はね」と言っているわけです。この考えのもと、その後も長い期間、大量にアマルガムが使用され続けてきたのです。身体の中に入れるものであるにもかかわらず強度が最低限あればそれでいいのか。ここにも歯末梢説の一端を垣間見ることができます。

また、**もう1つの材料、パラジウムも、WHO（世界保健機関）が2002年に出した環境保健クライテリア（項目226）で、危険物質として指定されています。このパラジウム合金こそが、現在みなさんの口の中に入っている「銀歯」と呼ばれているものなのです。**このパラジウム合金が日本で使用され始めたのは、1940年からです。まさに第二次世界大戦中（1939～1945年）から使われ始め、現在も多くの人の口の中に入れられています。これだけ医療技術が進歩し、ものが溢れかえる現在において、最も人体に使われている材料であるパラジウム合金がまさか第二次世界大戦中から続いているものとは誰も知らないと思います。パラジウムが徐々に溶けて引き起こす症状として、以下のものがＷＨＯの症例として掲載されています。

湿疹、じんま疹、金属味、口腔内乾燥、灼熱感、顔面痛、顎の痛み、疲労、慢性疲労症候群、関節や筋肉に関わる全身症状、倦怠感、集中力困難、めまい、睡眠障害、頭痛、うつ病。実際、こうした症状が口腔内の金属を除去してから改善した患者さんは、私たちのクリニックでも多くいます。

また、ＷＨＯは、こう言っています。

「“Generally, it should be kept in mind that the possible detrimental effects of palladium in dental alloys may vary depending on overall composition and preceding preparation of the alloy, due to different corrosive behaviour, different biocompatibility and (inter) actions with the other components.”

（概して、留意すべきは、歯科合金のパラジウムが有害な影響を及ぼす可能性は、口腔内全体の金属構成と、その合金生成によって、変化することがあるということである。構成要素それぞれの腐食挙動の違い、生態適合性の違い、他の成分との相互作用があるからである）」

具体的に何を言っているかというと、まず、口の中に異なる金属が入っている場合、その金属同士の腐食（溶け出す）で身体に有害を及ぼす。次にパラジウム合金そのものも、複数の金属を合わせているから、そこでも何らかの変化が起こり得る可能性がある。そして、いうまでもなく、口の中というのは身体の中で最も環境変化が著しい。どんな金属が口の中に入っていて、どんなものが口の中に入ってくるか、口の中の状態変化が激しいため、口の中に入っている金属にどのような反応が起きるかは予見できない、と言っているのです。

予見できないということは、原因として確定していないわけですから、身体の調子が悪くなっても、「絶対に」歯科金属が原因だと言い切れないわけです。しかし、口から摂取したものが私たちの身体を構成していきます。建物の入り口が泥だらけであれば建物の中も泥だらけとなってしまうものです。そのため摂取した不適合金属が重金属として細胞にこびりつき、苦しめているのです。

私たち日本人の多くにこの不適合金属が入っていて、それを取り除くことでさまざまな症状が改善される方がおられるわけですから、除去した方がいいのは確実なのです。

近年、ようやく日本に「日本メタルフリー学会」が設立されました。その設立時の発起人の方がこのようなお話をされています。

「国民皆保険制度が施行されて長い年月が経過したが、その間に金銀パラジウムに代表される金属が多くの国民の口の中に装着されてきた。その歯科金属によるアレルギー症状に苦しむ方が増えている。我々が良かれと思ってやってきた治療が、その後で患者さんを苦しめてきたかもしれないと思うと、申し訳ないという気持ちで胸が締め付けられる」

アマルガムなどは、除去する際にも水銀が蒸発し、歯科医にとっても危険なものです。私たちのクリニックでは、開業当初からこの不適合金属の危険性に警鐘を鳴らしてきました。まず診察のときにアマルガムが入っていれば、除去をお勧めしてきたのです。この日本メタルフリー学会の設立時の発起人の言葉はとても重いものです。

国策として推進してきた歯科保険治療が、時間を経て、国民の体内に不調を起こす可能性があり、それが顕在化してきたわけです。毎日、硬いもの、熱いもの、すっぱいものなどを食べて、かつ24時間唾液で濡れている。このように**身体の中で最も過酷な環境である「口」が栄養摂取の入り口となっているのです。**

この入り口に存在する金属が身体にとって最良のものでないとしたら。その金属が劣化して、溶け出して、飲み込んで、細胞に入り込む。まさに原因不明の不調の入り口となっていたのです。

「もし、歯から病が起こることが当たり前に知られていたら。
もし、医療機関で歯臓を調べることが当たり前だったら。
もし、歯科で水銀やパラジウム、コバルトなどが使われていなかったら。
もし、歯科でかみ合わせが当たり前だったら」

この文は、長年、水銀中毒症で苦しんでおられた竹内明菜さん（旧姓・吉田）に、当クリニックで治療を終えてからいただいた言葉です。

次節は、ご本人とお母様からインタビューした内容をまとめたものです。なお、ご本人とご家族の強いご意志のもと実名にて紹介させていただきます。歯科材料が原因で消えかけた命が復活し、そして輝きだした竹内明菜さんの体験談です。

アレルギーには、症状の程度、発症の時期など、個人差がありますが、金属によるアレルギーで、ここまで、これほどまでも症状が悪化される方もおられるということを、知っていただければと思います。

歯と命

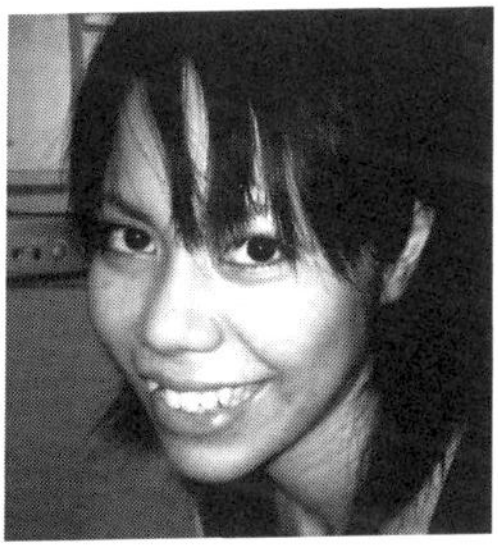

４歳の頃、「幼稚園に入る前から歯をキレイにしましょう」と歯の治療が始まりました。思い返せばその時から、水銀を入れられていたのかもしれません。
小学校に入ると、学校の歯科健診で、低学年の頃からちっちゃい虫歯でも全部治してくださいと言われていたので、夏休みを使って治療していました。その時、虫歯全部に水銀を入れられまし

た。歯に詰め物を入れられたとき、口の中が変なにおいだったのでよく覚えています。

口の中が何か変だと思い、歯科のトイレの洗面台にのぼって、一生懸命見ました。そうしたら銀歯になっていて、治療してすぐだから、臭いのかなと思いました。その姿を母もよく覚えていて、「鏡を覗き込んでいたよね」と言っていました。

それからすぐ、3年生の頃から、変な症状が出始めました。初めての異変は給食に出たパンが飲み込めなかったことです。どうやっても飲み込めなくて、喉に引っかかって、慌ててトイレに走り、全部吐きました。それから数ヵ月、思うようにご飯が喉を通らなくなり、一度病院に連れて行かれたのですが、「学校のストレスでしょう。そのうち食べられますよ」と言われました。

それからも頭痛や甲状腺の腫れなどあちこちに異常が出続けました。右足の甲が痛むのに小学生だからうまく説明ができず、叩いてまぎらわしていたことありました。だんだん、どこが痛いのかも分からないほど全身が痛くなってきたので周りに訴えるのですが、「小学生だから、成長期だよ」と言われるだけでした。

あまりに体調が悪いので、病院に行って、いろいろな検査を受けたのですが、データに異常は出てきませんでした。データに出てこないから、どこがおかしいのか分からない。

でもいつも具合が悪い、まぶしくて目が見えない、痛い。当時は、「目が大きいので、傷がついたんでしょう」と言われ、目薬をもらって帰りました。

頭痛も全身の痛みも酷くなる一方で、調べてもらっても、やっぱりよく分からない。リウマチやバセドー病などの疑いがあるという数値は高いけど、でも病気ってほどではないから、いつも決まって「様子を見ましょう」となってしまう。帰されては、まただんだん体調が悪くなって、常に微熱が続いて、それでも「異常なし」なので、だんだん相手にされなくなりました。「痛い」といっても、「ああ、またか」と思われちゃって。気にも留めてもらえなくなってしまいました。

私自身も、自分の身体がウソなのか本当なのか、分からなくなりました。

小学校のときから顎が鳴る、痛い、ご飯が食べづらい。でも、もの心ついたときからそうだったし、病院でも「異常はない」と言われるし、みんなそういうものだと思うようになりました。

食べ物も、「美味しくない」と思っていたけど、「これが普通だろう」と思うようになっていました。（26歳のときに水銀を取り、その後に食べたご飯は本当に美味しくて、「別の味だったんだ！　やっぱり味がおかしかったんだ」と気が付きました。26歳まで水銀を食べていたなんて、すごくショックです)。

小学4年生から、記憶障害も出てきました。突然、道が分からなくなったり、靴の履き方が分からなくなったりするのです。でもどこに行っても原因不明と言われて、誰に言っても聞いてくれないから、そのうち言わなくなってしまいました。誰も自分の言うことを聞いてくれない、分かってくれないと心を閉ざして我慢するようになりました。

その頃、身体に何かが少し当たっただけでも痛くて、友だちに冗談で「なにやってんの～」って肩を軽く叩かれることさえも痛いので、「叩かないで」と言ったのですが「大げさすぎる」と言われました。だから自分は我慢が足りないと思い、そのまま我慢し続けていました。

道も分からなくなってきたので、同じランドセルを背負っている子についていったりして、なんとか学校へ行っていました。学校の先生の言っていることも理解できないので、とにかくしょっちゅう怒られていました。学校で怒られていることも家では言えず、辛くて、完全に心を閉ざしてしまっていました。小学校の先生には、宿題を忘れると叩かれました。叩かれると痛いから、とにかく叩かれたくない一心で、必死で勉強、宿題をしていました。

夜中になってもやっていたので、母からは「頑張りすぎると病気になっちゃうからもうしなくていいよ」と言われるのですが、頑張らないと学校でまた先生に怒られ、叩かれるから、何時間かかってもずっと宿題をしていました。

暗記するものは覚えられました。数字の計算も一番で、算数の計算問題はサササっと解けました。でも文章になると、理解できません。例えば、「りんごが3つあって、みかんが3つあって、合わせていくつでしょう?」と言われると分からなくて、りんごの絵を描いて、それを数えてこれだけになるというやり方で宿題をしていました。文章で言われると何を言っているのか、分かりませんでした。だからあらゆるものを図式にして書いて理解していました。

また、物が所定の場所から動くと分からなくなりました。

物の置き場所をきっちり決めて覚えていたんです。例えば、理科の教科書は本棚の左から何番目、というように。もう掃除でもしてそれがぐちゃぐちゃに置かれたら、もう分からない。そういう頭になっていました。

あるとき、翌日の準備をしていると母に「何回確認しているの」と言われたことがあります。その時私は「え？　1回目だけど……」と思いましたが、日頃から、道が分からなくなったりして、自分がおかしいと思っていたので、「もしかして」と思い、ランドセルに明日の教科書を入れるときに、机に日付と「正」の字を書いて、何回目かを調べたんです。

そうしたら、夜寝るまでに、6回も調べていました。朝起きて、また調べて、机の「正」の字を見て「あれ、昨日確認している……」と気付くという繰り返しでした。忘れ物をしていないか、もう何回も確認しているはずなのに、自分では今が初めてだと思っている、という繰り返しだったのです。

小学5年生にもなると、言葉が難しくなってきたので友人に、「ねえ、これってどういう意味？」と聞くと、「えー！　何言っているの？」と返され、逆に「これ難しいよね？」と聞かれても、「難しい」という言葉の意味さえ分からず、会話が繋がりませんでした。言葉を覚えても、すぐに忘れていくという堂々巡りでした。

当時母にも、たくさん質問攻めをしていて、「ねえ、これどういうこと？」「何ていう意味？」とずっと聞くので、うるさがられてしまいました。なのでそのうち聞くのをやめ、分からなくても頷き、知ったふりをするようになりました。自分で調べようにも、言葉が分からなかったのです。

小学6年生の頃には、何度か視野が欠けることもありました。視野が欠けると、酷い吐き気におそわれ、呼吸もしづらくなりました。大きく息が吸えなくて、「苦しい」と言うと、「大きく呼吸をしなさい」と言われるのですが、「息ができないのよ」と言っていました。

本当に困って病院に行くけれど、「酸素濃度は足りています。苦しいはずがない」と言われました。でも自分では本当に息が吸えなくて、足りなくて、苦しく、常に酸素が足りない状態でした。

顎の状態も悪くなってきて、あるとき、お寿司を食べようと口を開けたら、激痛が走って、そのまま閉まらなくなりました。手で顎を押さえて無理に口を閉めたら、ゴキッとなって閉まったんですが、痛くて痛くて仕方ありませんでした。それから、口を大きく開けると痛くて、大きな物や固い物を食べるのが難しくなりました。

頭は、常に痛みが続くので、頭痛薬を飲んでいました。中学生になってから頭痛薬と生理痛の薬はずっと飲んでいました。薬がないと身体が痛くて動けませんでした。それと、何故か分からないけど足首から末端が青白くて、常に冷えていました。

足首から上は極端にあったかいのに、足首から下が本当に冷たかったのです。治す方法も思いつかなくて、冬は7重くらい靴下を履いて寝たり、湯たんぽも入れたりするのですが、なかなか芯から温まりませんでした。

反対に、夏は身体が高温になるからリンパを冷やしていました。夜、体温が39度まで上がって下がらなくて眠れなくて、朝になって下がるから、夜がいつも大変でした。中学生の頃は、こんな状態がずっと続きました。

高校2年生の4月20日、16歳で倒れました。17歳の誕生日を病院で迎えたのを覚えています。高校1年の後半から、著しく様子がおかしくなっていたのです。

初めは、「黒板の字がダブって読めないな」と思い、目が悪くなったのかと思ったのですが、近くの文字もダブって読めなくなってました。

席を1番前にしてもらっても見えず、疲れると字を書くことさえできなくなりました。自分ではこの症状を言いたくないからギリギリまで言いませんでした。当時卓球をしていたので、どうしても大会へ行きたかったこともあり、病院へは行きたくありませんでした。でもとうとう倒れてしまい、そこで「難病の疑いがある」とのことで、沖縄の病院を紹介されました。

でも、沖縄の病院の対応が悪く、紹介されたA大学病院のベッドの空き待ちだったんですが、空かず、そのうちに沖縄の病院からいただいた薬で逆に体調が悪化して、水も飲めなくなりました。何度も電話して、早く病院に紹介してくれるようにお願いしたのですが、結局、空きは出ませんでした。

衰弱して命が危なかったので、母と伯母に付き添われて慌ててB市民病院に入れてもらいました。私の体調を診るなり、B市民病院の先生が連絡したのか、空きの出なかったA大学病院に翌日に転院となりました。

そこで行ったのは神経内科でした。そこで重症筋無力症のほかに、症状があまりにも複雑過ぎる、多過ぎるということから、結局原因が分からず、入院はしたものの途中からは、精神病扱いされ、精神病の薬とか、よく分からない薬を飲まされて、余計に具合が悪くなりました。どの薬を飲んでも良くならないから、無理やり精神病にしている感じがしました。

先生の性格が厳しいというか、きつくて、酷い言葉もたくさん

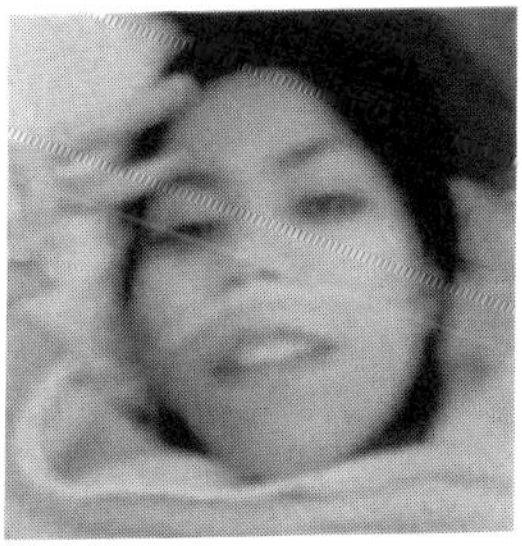

言われました。廻診の時、教授に「この子はダメ」「治る気になった？　頭おかしいのよ」と言われてからは、他の先生方もそういう意識になってしまい、頭がおかしいと決めつけられて、何を言っても聞いてくれない、看護師さんもお世話してくれない、もう全く受け付けないという感じでした。「治るか、死ぬかどっちかにしろ」と言ってベッドを蹴っていく先生までいました。「自分では治りたい。でも治らない」という気持ちでした。そして離島から来ているから、1人なんですよ。16歳、17歳で1人だから、もう何を言っても誰も聞いてくれませんでした。

母も来てくれるのですが、仕事があるので1カ月に1週間から10日ほどしかいられませんでした。母がいる間は病院の対応もまともなのですが、1人になるとまた酷い扱いを受けました。「あなたの両親は電話もかけてこない」と言われ、捨てられたような気持ちになったこともありましたが、本当は母は毎日電話をくれていたそうです。それも全く伝えてもらえませんでした。

病院では、死ぬか治るかのどっちでもないと、成果が上がらない患者としてみられていたのか、私があまりに治らないので、先生の方がイライラして怒り、ベッドを蹴って、「いいかげんにしろよ」と言い去り、治療してもらえないこともありました。2年経ち、「もうこれ以上の治療はできない」と言われ、19歳のときにA大学病院での治療を諦めました。

地元の島に戻っても、やっぱり具合が悪いので、A大学病院に助けを求める電話もしたのですが、「解熱剤でも飲んで寝ていろ」と言われてしまいました。

どこも行くところがないし、誰も助けてくれない。自分の病気って何だろうと、パソコンで検索して、治してくれそうなところを探し続けていました。両親は「行けそうなところはどこへでも連れていくよ」と言ってくれていたのですが、なかなか実際に行くことはできませんでした。

ようやく、C大学病院に専門科があることを知り、決心して行ったのですが、ダメでした。C大学病院では、精神病と決めつけられ、新薬を試すというやり方でした。薬で3日間眠らされたこともありました。「吐き気が止まるから、点滴に入れるね」と、何かを投与されたら意識が遠のいてしまって眠らされたこともありました。C大学病院はいつも説明もなく、何を入れるかも言わないまま、説明しても専門用語を並べて終わり、という感じでした。そこでも、私が島を離れて1人で入院ということもあって、きちんと説明してくれていなかったように思います。

また、転院のときC大学病院の先生に紹介状を書いてもらったのですが、「この紹介状、いい紹介状だから絶対渡してね」と言われ、それを素直に島の病院に持っていきました。しかし実はそこには、「この子は頭がおかしい子だから、治療の必要はありません」と書かれていたのです。

その紹介状を渡したせいで他の病院へ行っても助けてくれなくなり、呼吸が苦しくなっても、そんなことはないと一蹴されるようになってしまって……。

結局、最終的に助けてくれたのは、個人の先生の小さな診療所でした。本当、意識がなかった状態から、助けてもらって、重症筋無力症の治療をしてもらえて、そこからようやく動けるようになりました。

助けてくれた先生にC大学病院で飲まされていた薬の成分を調べてもらったところ、まだ認可されていない精神病の新薬だったことが分かりました。「重症筋無力症の人がこの薬を飲んだら、ますます悪化するし、普通の精神力だったら、おかしくなっていたと思うよ」と先生に言われ、よほど自分が精神力が強かったから頭がおかしくならなかったんだと思いました。

それまではご飯も食べられない、息もできない、起きられない、寝返りさえうてませんでした。ご飯が食べられないから病院でエンシュアという栄養剤だけはもらえていたのですが、最後は、筋肉が動かないので食べ物を飲み込めない状態になってしまい、エンシュアを飲むことも難しくなりました。当時21歳の身長152cmで32kgにまでなっていました。

診療所の主治医の先生に助けてもらってからも、しばらく体調は安定せず、24歳の時、2回の胃腸炎をきっかけに、薬が流れ、力が抜けてクリーゼ発作が起き、苦しくなり、呼吸困難となり、目玉が全部動かなくなるまでになり死にかけました。その時また主治医の

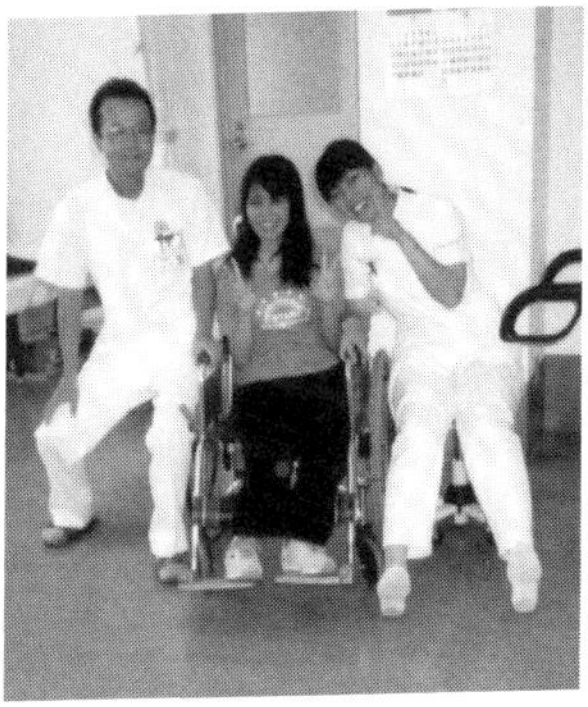

先生にステロイドを大量投与するパルス療法で助けていただきました。本当に、この主治医の先生がいなければ、私の命は繋がっていません。今でも深く感謝しています。

クリーゼという呼吸困難の発作から助かって、「どうしても治したい！　治りたい！」という思いがさらに強くなりました。病気を治す方法をたくさん調べて、とにかく実践していきました。「ありがとう」をたくさん言うと治ると見たら、実践しました。トイレ掃除がいいと

聞いたら、実践しました。玄米菜食にして、プロポリスで病気を治した人のことを聞くと、徹底的に調べて、プロポリスを飲んで、青汁を飲んで……。とにかく主治医の先生の治療に併せて、イメージ療法も何でもやりました。いろいろなことをやったけれど、「完治」とまではいかなかったので、またいろいろと調べました。

すると、なぜ気になったのかは、覚えていないのですが、村津先生の『歯は命とつながる臓器』（三五館刊）が目に入り、「読んでみよう」と思い、注文しました。

それを読んだら、歯や顎を村津先生に診せに行きたくて仕方がなくなり、動ける元気も出てきて、自力で歩けるようになって絶対行く！　と決意しました。

いろいろな経過があって、4年越しで行くことができました。経過が長過ぎますよね。今までが今までだったから、先生のところへ行くまですごく怖かったんです。

今までは、病院へ行くと悪くなって帰っていたので、それが怖くて、逆に福岡で悪くなったら、裏切られたらどうしようという不安もありました。

以前、大学病院の初診のときに、事前に経過を書いていったら、長くて、その経過の紙を渡した途端に「頭、おかしいんじゃない？」って言われたんです。

だから、むらつ歯科クリニックに行くときも、正直に経過を書くかどうかも迷いました。「見捨てられたらどうしよう」「頭がおかしい」と言われて終わったらどうしよう、と。でも、「行ってみなきゃ分からない」という思いがグルグル回りました。だからこそ、覚悟して福岡へ行きました。

不安は、村津先生に会った途端に吹っ飛びました！

問診表も信じてくれて、これまでの経過も受け止め、信じてくれ、「治りましょっ！歯が原因かもしれません！」と言ってくださいました。

これまで、異常を認めて「治りましょう！」と言われたことがなかったので、「治るんだ！」ってすごく嬉しかったです。

ここまでがインタビューの内容です。ここからは、歯臓治療後の感想を書いていただいたものです。

7月12日に初診を受け、13日に再度調整していただきました。とても体調がいいです！

物心ついた頃からずっと具合が悪かったので、人生で一番体調がいいかもしれません。幼い頃から体調不良が続き、関節炎や筋肉痛、記憶障害や微熱など、さまざまなことがあり、重症筋無力症を発症してからも、15年目に入りました。

現在、ステロイド剤を主に飲んでいるのですが、副作用が怖くて、食事療法などで、最小限に減らしていました。昨年、ステロイドを半錠にしてから、身体が思うように動かず、疲れも溜まる一方で、力があまり入らないことが多くなりました。そんなに動いたつもりがなくても、筋肉がだらりとして、表情筋も動かなくなっていました。歩く距離も少なくなり、すぐに呼吸が苦しくなるので、むらつ歯科に予約を入れたものの、離島からの移動を乗りきれるのか、辿り着けるのか、本当に不安でした。むらつ歯科に到着したときは、疲れきり、表情筋も重く、目も充血していましたが、かみ合わせ調律をしたとたん、身体が軽くなったように感じました。

かみ合わせの調整をして散歩をするのですが、半錠にしてから、階段がきつく、上がっても手すりにつかまって上がっていたので階段が上がれるか心配していたら、ひょいひょいと上がれてしまいました。

手すりも使わずに上がれて、降りるのも楽に降りられました。治療が終わってからも、変わらず持続しています。

気付いた細かい変化は、

・背筋が伸びた！
・歩きやすい、そして歩いても疲れが少ない！
・音がうるさくなくなった！
・頭が軽い！
・人混みが大丈夫になった！
・新幹線がきつくなかった！
・足のX脚が和らいだ気がする！
・携帯電話を持っても、辛くない！
・外耳炎の薬を飲まなくても大丈夫みたい！

・呼吸が楽！
・いくら歩いても呼吸ができる！
・目が充血しなくなった！
・身体が揺れなくなった！
・歯がかみ合っているのが実感できる！

治療をして、まだ数日なのに、とても身体が楽で、嬉しいです。これまでの身体が異常だったのだと改めて知りました。これまで常に死を意識して、生きる時間が少ないと生き急いできましたが、人生に光が見えました！　本当にありがとうございました。

これからも、死は意識しますが、良い死の意識に変え、天命が終わるまで、精いっぱい、自分のできるブログ発信を続けて生きたいと思います。私の体験が、たくさんの人の役に立ちますように！　私のような体験が減りますように！

辛い辛い人生前半でしたが、これらの経験を通して、天命、使命をいただけたことに感謝いたします。

これまでの症状も、全て歯が原因だと分かり、本当に納得しました。村津先生が発信しているとおり、歯の詰め物やかみ合わせの異常で、こんなにも身体が壊れること、人生が壊れることが、早く世の中に伝われればいいなと思っています。

私の住んでいるところは、5000人の島なのに、膠原病《こうげんびょう》、リウマチなど、難病といわれる人がいっぱいいます。

こんなに小さな島なのに、何でこんなに難病が多いのかな？　と思っていました。もしかしたら「歯」が原因ではないかと思います。

何万人、何十万人に1人の病気になった人が、島に2人、3人いると聞きます。子どものうつ病、20代~40代のうつ病も多いです。でも島には歯科医師が1軒あるだけです。攻撃されるから怖くて言えない部分もあります。

大学病院に入院中、病気の原因が分からなくて、よくこう言われていました。「あなたは、あなたの知らないところで病気になりたがっている」。この言葉の意味を理解しようと、必死に考えたこともありました。どう頑張っても良くならない。「治りたいのに、治らないということは、そうなのかな……」って、ずーっと思ってました。

でも、違いました。今は治ることが楽しみで元気が嬉しくて、元気な自分が嬉しくて仕方ありません。

何より、「あなたは、あなたの知らないところで病気になりたがっている」という言葉は、治せない大学病院側の言い訳だったと気付いたからです。

やっぱり、元気でいられることはすっごくすっごく嬉しいこと。生きている間、とにかくできることをしようと、とにかく伝えられることを伝えて生きていこうと思いました。


竹内さんはその後、ご結婚され、めでたく妊娠されました。その際、検査のために病院に行かなければならなかったのですが、その病院が何と昔治療を放棄されたC大学病院なのです。ご本人のブログから、引用させていただきます。


こんにちは！　あきです。

やっと時間が取れたので大事な記事を更新いたします。

先日3月31日に、赤ちゃんの検診のため、C大学病院へ行ってきました。

私の治療を放棄した病院です。

このC大学病院での出産は、自分で決めました。

私の人生の中で一番行きたくない場所。

私の命を放棄した病院の1つです。その場所を今回どうしても、良い思い出に変えたかったのです。

命を放棄された場所から、命が誕生した場所へ変えたいと強く思いました。赤ちゃんが生まれたら、「ここがあなたが生まれた場所だよ」と伝えるとともに、私の経緯もいつか伝えようと思っていました。

（中略）

自分が一番行きたくない場所で命の誕生を迎える決意をしたものの、何度も不安で押しつぶされそうでした。

全てを拒否されるのではないか、入院したとたんに精神科に閉じ込められ、出てこられなくなるのではないか、子ども自身も辛い思いをするのではないか、これまで以上にたくさんの人に迷惑をおかけするのではないか。

再度、精神異常だと言われ、現在飲んでいる薬を取り上げられ、命の危険が及び、今度こそ命を取られるのではないか。

日々つわりで辛い中、不安がよぎりました。でも口に出してしまったらパニックに陥り、無理して行くことはないと止められると思い、こらえました。

3月初めの最初の産婦人科受診で、次の診察では神経内科への受診が決まりました。現在、筋無力症という診断がついている以上、神経内科での受診は必須で、産婦人科の先生も意見を聞いてからしか計画が立てられません。

意を決して、3月31日に神経内科の外来へ行きました。

最初は、何も言わずに帰ろうかと思いました。

過去を知らない先生なら、黙っていれば命の危険はない、と思ったからです。

とにかく、赤ちゃんを無事に産みたいだけ。

神経内科で問題は起こしたくない。そう思っていました。

しかし、診察室の横には15年前にも見た先生の名前が書かれていました。

一瞬、血の気が引きました。

落ち着かず、名前が呼ばれるのを待って、名前が呼ばれたとき、その先生の診察室ではないことにホッとして入りましたが、入ってみたら、15年前にもいた先生が座っていました。その先生も私のことを覚えていました。

あんなに死にそうだった少女が元気に歩いて健康そうにしている姿を見て、びっくりした顔をしていました。

何故、元気そうにしているのかと聞かれ、薬と食事療法をした、とだけ話して終えようとしていましたが、納得していない様子を見て、思いきって、自分で原因に行き着き、「歯に詰められた水銀アマルガムを全部除去しました」と伝えました。

ここで「頭がおかしい」と再度言われると思って諦めていたら、先生の目が輝き、「全ての辻褄が合った。最近、アマルガムで病を発症することが分かってきている」との言葉が返ってきました。

そして、経緯を説明し、歯の写真を撮影され、神経内科の診察を行い、「筋無力症ではなく水銀中毒症」との返答がありました。初めて医者に私の体調の異常を認めてもらえたと思いました。

そして、私の止まっていたC大学病院のカルテにも「筋無力症の疑い」↓「精神異常」↓「全ては水銀中毒からの症状で水銀中毒症」だと訂正されました。

私の病状は、大学病院後も悪化し、意識不明となり、島の先生に助けられ、「抗アセチルコリンレセプター抗身体陰性型の重症筋無力症」と診断されて治療が開始されましたが、C大学病院への病名の変更は行っていませんでした。

私の病名は、水銀中毒症からの筋無力症ということなので、水銀の影響が身体から抜けるまではこのままの治療で進みます。

これってね、これまでの医療ではありえないことだと私は思います。

国を挙げて、水銀アマルガムは無害だ！　と主張され、どんなに体調が悪いと言っても水銀アマルガムからの影響は検査もしなければ、歯に詰められている詰め物の確認も医療ではしません。同じ身体なのに、関係ないことだとされてしまうのです。

患者が具合が悪いと言っているのに、元気な医者が「それは嘘だ」と決めつけ、その一言と書類で治療が拒否されてしまうのです。

私は、運よく「水銀アマルガム」に辿り着き、命は取り留めました。村津先生のおかげでキレイに除去し、かみ合わせも正していただき、健康と言える身体にまで回復しました。

でも、間に合わなかった命や、誤診で命を失った方も大勢いると思います。

今、現在もやじられて、誤診で命の危機に面している方もいらっしゃると思うのです。


私は、過去を振り返り、C大学病院や他の大学病院も責めるつもりはありません。

怒りもありません。訴えるつもりもありません。私の命は助かっているから。

ただ、早く、1日でも早く水銀アマルガムやその他の歯の詰め物から体調不良になっていたり、命の危険に直面していたり、難病を発症していたりする方へ正しい診断と治療をしてほしいと願っています。


今でも過去の痛みを思い出せば震えが止まらないことがあります。

水銀アマルガムが詰められたことでたくさんの時間も失いました。

それでも、責めるつもりはありません。責めるよりも、1日も早く1人でも多くの人へ私が体験した事実をお届けしていきたいと思います。

２０２０年には、水銀アマルガムもその他の銀の詰め物も廃止されるそうです。これから、どう医療が動いていくのか見届けながら、今、自分ができることを１つずつこなしていきます。

おかげさまで、赤ちゃんは無事で元気でした。水銀が原因だと分かってから、長い時間をかけ食事療法などをした結果かなと思います。

今、どんなに辛い時期を歩んでいたとしても決して、その相手を恨まないでください。恨まないからこそできることがたくさんあると思うのです。

きっとね、私、この道の途中で命を終えていても、どこの病院も責めなかったと思います。それが今の世の中で、そこを変えるために生まれたはずなのに、自分の役目ができなかったと悔むことはしても、恨むことはしないかなと今も思います。

どうにか、役目の１つをクリアしたので、これからもその役目を生きるだけです。

その道を許してくれている旦那様や家族に心から感謝しています。

そして、今回、私の経緯を受け入れてくれたC大学病院の先生に、心から感謝です。

私の命を命懸けで助けてくれた村津先生に感謝です。

原因不明で難しい私の症例でも唯一助けてくださった主治医の先生には感謝してもしきれません。

辛いこともたくさんありました。

でも、その辛かったことがあったおかげで、見放される患者の気持ちをよく理解でき、今のお仕事に繫がっています（著者注・命の大切さをブログで発信したり、サロンで直接人を癒す仕事をされています）。たくさんの命を考える時間、たくさんの人生を考える時間ができました。


一番辛かった時期が今の自分を創り、今を創っています。

今の自分になれたことに、心から感謝しています。

今のお仕事をしていること、今の旦那様に出会い、お嫁に迎えてくれて今の家族を創れたこと、わざわざ大変な私という存在の元にやってきた我が子、全てに感謝しています。

そして、私がC大学病院での出産を決めたとき、反対もせず付き添ってくれた両親へ心から感謝しています。今までたくさんの心労と介護、闘病、本当に申し訳なかったと思います。唯一、両親より先に水銀で命を終えなかったことが償いになったら幸いです。

これからも、大事にこの命を生きていきます。どうぞ、よろしくお願いいたします。

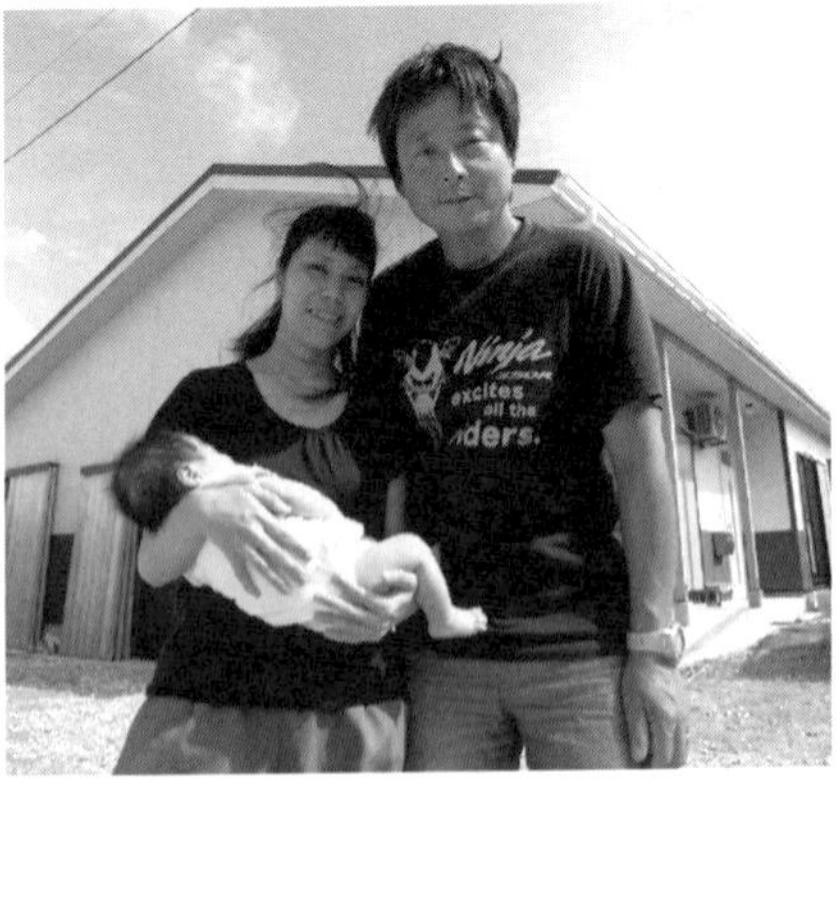

竹内さんは、現在ご自身のブログで、人を幸せにする言葉を紡いでおられます。「言葉配達人あき」で検索して、ぜひブログを読んでみてください。

小さな女の子の頃から、よくこれだけ長い間、この過酷な状況に耐え抜いてこられたことと思います。

そして、その方が原点に返り、それを正し、新たな希望の道へ進もうとされていることに深い感銘を覚えます。これほどまで壮絶な体験をされる方は多くはありませんが、歯科材料からここまでの症状を起こし得る可能性があるのです。個人差はありますが、多くの方が抱えている症状はもしかしたら歯科材料が原因となっているかもしれません。これを日々飲み込み続けているのです。

第3章

「心」

――イメージの世界

スポーツ医学と歯

「言葉」は、心に影響します。そして言うまでもなく、心は身体にも影響します。身体の調子が良いだけではなく、心がプラスに向いてこそ本当の意味での健康と言えるからです。

歯臓治療では、言葉からくる心の在り方も含めた健康を目指しています。

私たちのこうしたコンセプトは、歯科の枠組みでは考えられてきませんでした。ですが、実は医学としては、身体と精神の動きを全体として扱う考え方は存在します。

皆さんご存じの「スポーツ医学」です。

スポーツ医学は、単に骨と筋肉だけでなく、ケガの防止、予防、コンディション管理などを扱いますから、必然的に多くの学問領域を含んでいます。スポーツと言っても、例えばある暑い場所で試合が行われることを考えたとき、移動、食事、高温の環境、アスリートをベストコンディションに持っていくためには、内科、整形外科はもちろんのこと、外傷学、心臓学、生体力学、生理学など、かなり多くの知識が必要になります。

私たちのクリニックにも、多くのアスリートの皆さんが来院されています。歯のかみ合わせはアスリートにとっては非常に重要な意味を持っています。

スポーツをしているとき、奥歯にかかる力は、自分の体重以上と言われます。野球やテニス、ゴルフであればインパクトの瞬間でしょうし、最も負荷が高いことで有名な重量挙げの選手などは、奥歯が磨り減っている方もいます。

アスリート、特にプロの方々は、ご自分の身体とコンディションについて、私たちよりもはるかに敏感です。体調、筋力、敏捷性《びんしょうせい》など自分の身体が本来の調子やあるいは自分の目指す理想の状態とどう違うのか、一流と呼ばれる方ほど理解されているといいます。本来持っているポテンシャルを引き出すためのトレーニング、食事など、大変な努力だと思います。そして、こういう方々だからこそ、歯臓治療後に、歯から頸椎への影響、筋力変化や姿勢の変化によく気付かれるのです。

スポーツにおけるメンタル

スポーツ医学では、身体だけでなく、「心」、メンタルの部分も重視しています。どんなに身体のコンディションを整えて万全にしていても、本番に過度の緊張や不安があれば結果に結びつきません。いわゆるプレッシャーですね。私たちも、何かの機会にプレッシャーを感じて、いろいろな症状が出てくることがあります。脚が震える、手足が冷たい、筋肉が硬くなる、視野が狭くなる、心臓がドキドキする、唇が乾く、お腹が痛くなる、トイレに行きたくなる、吐き気がする……。こういった経験をされたことがあると思います。スポーツの世界では、もう数十年もメンタルトレーニングというコンセプトで、これらを克服する方法が考えられてきました。

その中でも例えば「ルーティーン」という言葉を聞いたことがあると思いますが、「いつも繰り返し行ってきた動作」を「いつも通り」に行うことで、「いつもの精神状態」になるスイッチの役割をしています。

また、メンタルトレーニングの中では、イメージ、その中でもセルフイメージ(自分がうまくいっているイメージ)を持つことの重要性が、特に強調されてきました。アメリカで活動した牧師ジョセフ・マーフィーは、潜在意識の活用について多数の著作を残していますが、彼の著作の中に、自身の成功を強く具体的にイメージすることが、その成功を実際のものにすることに繋がる、と多くの歴史的な実例を根拠に書かれています。

成功を強くイメージすることは、潜在意識に呼びかけることになります。私たちは、臓器や筋肉を動かすことを無意識で行っていますが、潜在意識は文字通り、潜在的に私たちの意識下で働き続け、身体をつくっていくのです。

スポーツ選手であれば肉体をその通りに動かし、気持ちを強く持つことができます。いわゆるプレッシャーを克服するのです。病に侵された人にとっては身体の代謝や臓器に働きかけます。不治の病が治ったという例も耳にされたこともあるかと思いますし、最近だと「笑うことで、がんが治る」ということを聞かれたことがある方もおられるのではないでしょうか。実際に笑うことによってNK細胞（ナチュラルキラー細胞）が活性化され、がん細胞を攻撃することが報告されています。

イメージトレーニングは、自分ではコントロールできない、と思い込んでいることを、コントロールできるようにするためのトレーニングです。

1つ有名な実験をご紹介しましょう。

これは、ハーバード大学で1万人を対象に行われたテストです。バスケットのフリースローの練習を次の3つのグループに分けて行いました。

A．３ヵ月間、毎日20分、フリースローを練習する。
B．３ヵ月間、毎日20分、フリースローのイメージトレーニングをする。
C．何もしない。

この３つのグループに分けて、３ヵ月後に、フリースローの成功率がどれだけ上がったかを調べました。その結果、

A．24％アップ
B．23％アップ
C．変化なし

Bが1位だと例え話として良かったのですが、それにしても僅差ですね。

スポーツの場合は、３つの要素が成功に必要だといわれています。

これは、１９７０年代に、アメリカのライフル射撃のオリンピック代表だったバッシャムという方が、まだメンタルトレーニングという概念がない頃に発案したものです。

その方は、初めて出場したミュンヘンオリンピックで、銀メダルを取りました。とても凄いことではありますが、「射撃の技術は、オリンピックの当日、私が世界一だった」と言っておられます。実際、練習のときには、的の真ん中である10点に命中させる割合は圧倒的に高かったけれど、本番では2位という結果でした。

精神的に弱かったことを反省し、アメリカ中の心理学者に、どうしたら精神が強くなるかを尋ねたところ、その答えは得られなかったそうです。当時は、アメリカでもスポーツ科学にメンタルトレーニングや、それを支える理論はなかったのです。

そこで、彼は、これまでさまざまな種目で金メダルを取った人々に連絡を取り、その成功の秘訣を探りました。**1年がかりで110の秘訣を聞き出した彼は、それをまとめ、1つの理論をつくりました。メンタルマネジメント理論です。そこで3つの要素のバランスが最も大切だと気付いたのです。**

1つ目は「意識」。「あそこに打とう」、「こっちに走ろう」などと考えている部分です。

次に「下意識」。これは、実際に行動したときに身体が無意識に動いている部分で、日頃の練習で身体が覚えているフォームといってもいいでしょう。

そして最後に彼がたどり着いたのが、「セルフイメージ」です。最後の最後で、勝敗を分ける大きな働きをするのが、「自分がうまくできる」というイメージを描くことができるかどうかなのです。

そして、この3つがバランスよく作用したときに、最高のポテンシャルが引き出せると結論づけたのです。実際、彼は次のモントリオールオリンピックで金メダルを取りました。

先程のハーバード大学のフリースローの実験結果も、この理論で説明するなら、Aのグループでは、下意識の部分、つまり通常のトレーニングと呼ばれる部分が作用し、Bのグループでは、イメージの部分が作用したのだと思います。プロバスケット選手たちの美しいフリースローのフォームをイメージしながら、自分がそういう身体の使い方をする感覚をきちんと持てるようになったことで成功率が同じくらい上がったのでしょう。

イチロー選手も新人の頃からイメージトレーニングをしていたそうです。歯磨きをしているときでも、こういう球が来たら、こう打とうという良いイメージを頭に描くようにしているそうです。試合中でも、前の打席で打てなかった球を、次の打席では打ってしまうのも、その成果なのかもしれませんね。

成功者の健康イメトレ

アスリートの場合は、主に、身体の動きや、本番でのプレッシャーの克服といったことが大切になりますが、人生の成功者、経営の成功者も、イメージを大切にしています。

ソフトバンクグループの孫正義《そんまさよし》会長。この方は、ソフトバンクの創業時から、

「豆腐屋のように1兆（1丁）、2兆と売り上げを数えるようなビジネスをやる」

と言っていたそうです。また、こうも言っています。

「自分がどのようになりたいかをよく考え、その上で一番難しいと思われる道を選んでほしい。時には自発的にリスクを取りに行く」

まず、なりたい自分のイメージがあり、それに向けて具体的な目標に落とし込んでいくプロセスを辿っています。

もう1つ、ハーバード大学のMBA（経営大学院）での調査をご紹介します。ご存じのように、ハーバードのMBAは、世界でもトップクラスです。世界中から優秀な人材が集まり、多国籍環境なのですが、ここで1979年、長期的な調査が行われました。

ＭＢＡ卒業時に、「卒業後の目標と具体的な計画を紙に書いているか」という単純なものですが、そのアンケート回答の比率は次のようなものでした。

A．84％「卒業後の夏を存分に楽しむこと以外は、特に明確な目標は設定していない」
B．13％「目標は設定したが、特に紙などには書き出していない」
C．３％「明確な目標と具体的な計画を設定し、紙に書き残している」

目標を持っている学生は合わせて16％で、さらに目標を紙に書いている学生となると、わずか３％という結果でした。

それから、10年後、調査に参加した学生たちに再び調査をしたところ、次のような結果が得られました。

年収を比べると、当時、目標を持っていたＢの13％の人の平均年収は、目標を持っていなかったＡの84％の人たちの約２倍だったのです。これだけでも、目標を持つことの力の大きさが分かると思います。

しかも、驚くことに、目標を紙に書いていたＣの３％の平均年収は、ＡとＢを合わせた

97％の平均年収の、なんと10倍だったのです。

スポーツでも経営者の方でも、成功している人は、目標を紙に書き出し常に持ち歩いていたり、部屋の壁に貼っている人が多いという話はよく聞きます。目標を紙に書くという作業には、頭に描いていることを具体的に言語化するという作業が必ず必要になります。言語化する際には、目標が具体的になっているということです。多くの著名な経営者が自身の考えを本にされているのも納得です。

スポーツ選手でも、トレーニングをすることで自分がどうなるか、期間、到達度などを目に見える形にして、それを達成していく方法を取っている方もいます。私たちにもいろいろな夢や目標などがありますが、本気で目標を達成したいと思うのであれば、それを一度書き出し、どこかに貼っておくことをお勧めします。

歯臓治療のメンタルトレーニング

アスリートや経営者の例をいくつかご紹介しましたが、では歯臓治療で大切にしているイメージはどういうものなのでしょうか。

アスリートであれば競技での勝利、経営者であれば社会貢献的な欲求や、多くの人の人生に影響を与える部分で「どうにかしなければ」というやる気です。

歯臓治療の場合は、患者さんが「健康」になるという「健康イメージトレーニング」を指導しています。

つまり「健康イメトレ」です。人によりますが、症状が重い方や、何らかの病気になってから長い期間が経っている方は、元の健康状態や、良くなった状態をイメージすることが難しいこともあります。例えば、ずっと腰痛に悩まされてきた方は、腰痛がない、まっすぐキレイな立ち方や歩き方をイメージすることが難しいわけです。

第1章で説明しましたが、かみ合わせのズレから筋肉の緊張が起こり、そこから自律神経系を介して、ホルモンバランスの乱れなどが起こります。それは負のスパイラルとなっていました。私たちのクリニックは、身体的な側面での治療、「歯から身体の緊張を取り除き、正のスパイラルへ変える」ということを行っているわけですが、もし肉体レベルだけの治療であれば、自律神経に不調が生じた場合、また「歪み」の原因が生じ、負のスパイラルに戻ってしまうことがあります。

『健康的にしっかりと歩き、噛み、笑顔で快活な日々を送っている』というイメージを持

つこと、そうありたいと強く願うことは、どんな治療においても望ましいのです。そうしたプラス思考は、予後を変えていく力があるからです。

「病は気から」「元気も気から！」

「病は気から」と言います。医学的にも「ストレスが原因で自律神経が乱れる」「楽しいことをすると免疫細胞が活発になるが、気が滅入ることをすると免疫細胞が減少する」「否定的な感情が強いとがん細胞がつくられやすい」「楽観的な人の方が悲観的な人よりも死亡率が低下する」などといったことが分かっています。

仕事を定年退職した後に、趣味や楽しみがあるかないかで大きく健康寿命が変わります。趣味や楽しみがあれば「ポジティブ」な感情に触れる機会が多くなるため、見るからに元気な方が多くおられます。楽しいことをやっているときは集中力が高く、疲れや時間を忘れて作業することができますが、嫌いなことは集中力が低く、すぐに疲れて、時間が経つのも遅く感じられます。「ポジティブ」か「ネガティブ」かで能力も大きく変わってきてしまうのです。

まさに「病は気から」「元気も気から」なのです。しかし「ポジティブ」「ネガティブ」の感情をコントロールするのはなかなか容易ではありません。それこそスポーツの「メンタルトレーニング」のように訓練が必要となります。

しかし、「言葉」を使えば簡単にコントロールすることができます。

ただし、「言葉」とは都合の良いものではなく、使った言葉がそのまま反映されてしまいますので、「ポジティブワード」は運動能力を高め、免疫力を活性化しますが、「ネガティブワード」は能力を下げてしまいます。実際、指筋力検査で測定するとその結果は明らかです。「ポジティブな言葉」と言っても、何を言えばいいのか分からないと思われるかもしれませんが、そんなに深く考える必要はありません。実はポジティブかネガティブかは自分が決めています。自分が良い言葉だと思ったら「ポジティブ」であり、良くないと思えば「ネガティブ」なのです。ですから細かい教科書などなく、まさに自分こそが物差しなのです。だから難しく考えず、「美味しい！」「楽しい！」「すてき！」「かわいい！」「いい天気！」「いい感じ！」みたいな日常にありふれた、ちょこっとポジティブ（ちょこポジ）くらいの言葉で十分なのです。これなら、少し意識するだけで100個、200個と使うのは簡単だと思います。

この「ちょこっとポジティブワード（ちょこポジ）」を使うだけで筋力が平均1・5倍に向上し、「疲れた」や「だるい」といった「ちょこっとネガティブワード」では減少してしまいます。

良くも悪くも「言葉」を発した瞬間に身体は反応するのです。その判断は潜在意識の中で行っているので、よく患者さんで、逆の結果を出そうとネガティブワードを言いながら精いっぱい力を入れる方がおられるのですが、どんなに力を込めても力は抜けてしまいます。身体はとても素直なのです。健康な精神状態であればポジティブとネガティブの関係を覆《くつがえ》せた人は誰もいません。私たちの身体は「思っている」以上に「思った通り」になっています。ですから、あなたの物差しで結構ですので、日常のありふれた「ちょこポジ」を意識して使っていただきたいです。

「気」を変えていく力

元気も、病気も「気」が共通しています。私は「気」とは「明るい心」であると考えています。誰しも幼い頃は天真爛漫に遊びまわっていました。そうなんです、もともと私たちは「元気」が当たり前だったのです。しかし、さまざまな原因で明るい心が病んでしまった状態を「病気」と呼びます。つまり「元気」とは当たり前のことで、「病気」こそが特別な状態なのです。

それでは、その「気（明るい心）」をコントロールするために「言葉」をどのように使って良い方向に持っていけばいいのでしょうか。

実は、父もこの領域には大きく力を入れており、「良い言葉が良い予後をつくり、良い人生をつくる」ということを深く探求していました。初めは半信半疑だった私も、引き継いでから、その理由が分かるようになりました。私自身も、患者さんの治療にあたり、「良い言葉」、「健康になる言葉」、「人生をプラスの方向へ導く言葉」を活用することによって、明るく、元気に、前向きになる方を多く見てきました。

実際、肉体のみではなく、心も伴って初めて健康となります。そのため、歯や身体をどんなに健康にしても心が元気でなければその方の人生はいい方向には向かわないのです。

近年、「ココロマッチョプロジェクト」を提唱されている副島千佐子さんにお会いして、お話しする機会がありました。「ココロマッチョプロジェクト」とは身体を鍛えるのと同様に心も鍛えていきましょうという取り組みです。

痩せようと思えば運動や食事制限など長期間努力しなければなりませんし、身体を鍛えるには日々のトレーニングを継続しなければなりません。試験の成績を上げようと思えば一生懸命勉強しなければなりません。心だけは「いい話」を聞いた瞬間に「よしっ、今日から生まれ変わろう」と生まれ変わった気になりますが、だいたい数日で元に戻ってしまいます。心も時間をかけて鍛えなければ変化はしないのです。では心をマッチョにするにはどうしたらいいのでしょうか。

脳と言葉の3つの法則をご紹介しましょう。

1つ目は**「脳は話す言葉通りの現実をつくるように動く」**

実は、脳は「楽しいから笑う」のではなく、「笑うから楽しい」ことが分かってきています。笑顔は伝染します。泣いている人でも、目の前で笑っている人がいるとついつい笑顔になってしまうものです。つまり「笑う」の方が先に来て感情が後から付いてくるのです。「笑顔」と「プラスの言葉」の効果は、どちらもポジティブな感情を導き「幸せ、感謝、喜び、希望」を口にすることによって、そういう現実に近づく方に「脳」が向かっていきます。その反対に、「不安、心配、愚痴、文句、悪口」といった言葉もまた、そうした現実を引き寄せます。

2つ目は**「脳は現実と非現実の区別がつかない」**

脳は「現実と非現実の区別」「過去と未来」の区別ができません。言葉にした時点で「今ここにあるもの」として認識します。これは、近年の脳科学で分かってきたことですが、読書でも「痛い」話を活字で読んだときと、実際に「痛い」という感覚が伝わったときに使われている脳の領域は同じです。そのため、多く読書をしている方は、共感する力が大きいのかもしれません。本の内容に感動して涙が出たり、恐怖して鳥肌が立つように、また梅干をイメージして唾液が出るように、脳は、そこに区別を設けていないのです。つまり、本やテレビのような疑似体験(嘘体験)でも、脳はあたかも実体験しているかのような反応を示します。また、時間も超えてしまいます。お線香の匂いを嗅いだときに、祖母の家を思い出したりするのも、匂いと記憶がリンクしている証拠でしょう。

3つ目は**「脳は、自分と他人の区別がつかない」**

「脳には、主語を省いて理解する」という特徴があります。

「○○さんって、嘘つきで性格悪いのよ〜。それに、△△さんはケチでズルいの」

このようにあなたが言ったとき、「○○さん」や「△△さん」は頭の中では理解されていません。そのため、脳の理解は以下のようになります。

「嘘つきで性格悪いのよ〜。それに、ケチでズルいの」

これだと、さも自分のことを言っているように感じてしまいますよね。

そうなんです。誰に対する話であっても脳は言葉に忠実ですから、どんな言葉も自分のことと理解し、言葉通りの現実をつくるために、全身に指示を出します。つまり、他人の悪口を言って、一番ダメージを受けるのは自分自身です。

「○○さんって、やさしいよね」「△△さんって、笑顔がいいよね」など、ほめ上手な人はいつも自分に「やさしいよね」「笑顔がいいよね」と言い聞かせていることになり、脳がその言葉を現実化しようとするので、いい人柄のにじみ出ている温和な表情の持ち主になっていきます。

皆さんの周りの方で、褒め上手な人はその方自身が素敵ではありませんか？　反対に悪口を言う方に素敵な方はおられますか？　人に向かって発していると思っている言葉で私たち自身が構成されているのです。


脳の扁桃体《へんとうたい》は、情動行動、つまり不安や恐怖、安心、喜びといった感情の動きを司っています。何らかの感覚入力があると、それを有益か有害か、快か不快かを判別しています。新しい入力があるとそれも評価をしています。例えば、子どもの頃に「バカ」と言われて「不快」な反応を受けたのであれば、それは「不快」の評価ですから、言葉そのものが「不快」に対する情動行動を起こすのです。ただ、言語処理をする大脳新皮質の段階で、主語の処理は行われますから、そこでは主語が異なることによって、日常の混乱は生じないのですが、脳の根幹部分では、確実に「健康には良くない情動行動」が起きています。

そして、これらの法則から言葉をうまくコントロールし、幸せになるために生まれた副島さんの「Ｈａｐｐｙになる7つのミラクルワード」がこちらです。

1 私ってラッキー
2 感謝します
3 私ってステキ
4 楽しかった
5 大丈夫うまくいく
6 面白かった
7 ありがとうございます

いずれも、プラス方向であり、自分の境遇（外的環境）や、自分の内面、過去の出来事、そして将来の出来事への期待など、使いやすく、素晴らしい言葉が選ばれています。私たちは素敵な言葉やプラスの言葉をたくさん知っていますが、とっさに出てこなかったりするものです。トレーニングする前には準備運動が欠かせません。心を鍛えるにも事前の準備が必要となるのです。

日常に溢れた素敵な言葉「ミラクルワード」を今一度見つめ直して、いつでも使えるように準備運動をされてはいかがでしょうか。

大切な言葉「ありがとう」

副島さんの提唱されている言葉の最後の1つであり、私も大切にしている言葉、それは「ありがとう」です。

この言葉の素晴らしいところは、外に向かってプラスのエネルギーを発しながら、自分にもプラスのエネルギーを与えている点です。「ありがとう」と言われて悪い気がする人はいません。また、自分自身も「ありがとう」という「感謝」、「謝に感ず」、つまり「申し訳ないと感じる」内省が起こると同時に、スッとしますよね。

人には、さまざまな人間関係があります。親子、兄弟、友人、上司と部下、同僚、ご近所、ママ友、PTAなど実にいろいろです。また、その関係も、時期や突発的な出来事、誤解や対話不足などのせいで変動します。しかし、どんな状況下であっても、プラスの効果を常に出せるのが「ありがとう」です。

よく人に「ありがとう」と言っている人を想像してみてください。とても悪い人には思えないでしょう。大切な人を急に亡くされた方が、亡くなった方に一言だけ言えるなら、「ありがとう」を選ぶ方が多いはずです。

私たちは1人で生きてきたように思えても、必ず誰かに支えられています。時間が経つごとにそれを忘れてしまっていますが、長く生きてきた方ほど、誰かに支えられた時間も長いはずです。本来なら支えてもらっていることに心の底からの「感謝」が湧いてこなければならないのですが、身近な人であればあるほど、「感謝」を忘れてしまっているものです。親や兄弟や夫婦、当たり前になっていることが多過ぎて、感謝を忘れてしまってはいませんか。相手と離れ離れになったり、死別してしまっては「ありがとう」を伝えることは叶わないのです。私たちの感謝すべき日頃の当たり前は必ず終わりを迎えます。そう思うと日々の当たり前の出来事に対する心の在り方も変えていかなければなりません。「ありがとう」を伝えないのは、もったいないことなのです。

「〜ない」を脳は理解できない

人の脳は「忘れない」とか「転ばない」などの「〜ない」の部分を理解することができ

ません。

皆さんも、お子さんや身の回りの方に「忘れないようにね」とか「転ばないように」などと注意したにもかかわらず、相手が忘れたり、転んだりして「注意したのに何でそうなるの！」と言ったことはありませんか？

しかし、これは仕方のないことなのです。これは注意している方に問題があります。

人の脳は「～ない」ということを理解できないのです。

つまり「～ない」が消えてしまうため「忘れない」は「忘れる＋ない」で「忘れる」となり、「転ばない」は「転ぶ＋ない」で「転ぶ」となって相手の脳に理解されます。これでは頭と身体が誤作動を起こしてしまいます。そのため、「転ばないで」と言うと、脳から「転べ！」という命令が出ているにもかかわらず、身体は「転ばない！」という命令を守ろうとすることになります。上司と部下で反対のことをやっていると組織は崩壊してしまいます。「ミスしないで！」「失敗しないで！」と応援する方が「ミスして！」「失敗して！」と言っているようなもので、ミスや失敗を呼び込んでしまうのです。

「〇〇ないように」という言葉をよく使う人は、結果的に意図した反対の「〇〇」を引き寄せてしまいますから、「△△して」や「◇◇する」といった行動を示す言葉を用いるように心がけるとよいでしょう。よく鍵をなくす子どもに「鍵をなくさないでね」と言うのではなく「鍵をポケットに入れたままにしててね」と具体的な行動を言えば結果は変わってくるのです。

そもそも「〜ない」で構成されている言葉はほとんど「ネガティブワード」で構成されています。そのため脳の理解では「ネガティブワード＋ない」しか残りません。先述しましたが「ネガティブワード」はマイナスの効果しか生み出しません。そのため、スポーツの試合中に「ミスしない」「失敗しない」と自分に言い聞かせることは絶対にダメです。その瞬間に筋力が低下してしまっています。

では、どんな言葉を使えばいいのでしょうか。

指筋力を数値化すると面白いことが分かりました。陸上の国際大会に出場するレベルの走高跳の選手に「普段跳ぶときにどんな言葉を使っていますか」と尋ねると、「跳べる、跳べる」と言っているという答えでした。何か良さそうな気がしますよね。

しかし、測定すると全く力が入らなかったのです。そこで、他に使う言葉があるかを聞くと、「大丈夫、大丈夫」を時々使っているとのことでした。再び測定すると、ものすごく力が入ったのです。この出来事の1週間後に行われた陸上の世界大会で自己ベストに近い記録を出し、なんと銅メダルを獲得されました。

その後、多くの方と実験を行い、「行動ワード」はあまりプラスには働かないことが分かりました。例えば、「跳べる」「打てる」「走る」など行動や動作を表現する言葉です。確かに1センチメートルも2メートルも「跳ぶ」ですし、内野ゴロもホームランも「打つ」になりますよね。

普段からスポーツで「〜ないように!」と言ってしまいがちな方は、「うまくいく」「成功する」「大丈夫」といった「成功・感動・感情ワード」を使ってみてはいかがでしょうか。または、後述する「パワーフレーズ」を参考にされると、ここ一番のときに結果を出しやすくなるでしょう。

遺伝子のスイッチ

遺伝子研究の第一人者で、筑波大学名誉教授の村上和雄《むらかみかずお》先生のお話をご紹介させていただきます。先生は分子生物学と「サムシング・グレート」について長年研究をしてこられ、私たちのクリニックが主催する講演会で、登壇していただいたこともあります。お話しされたのは、次のような内容です。

――最近の遺伝子の研究から、すごいことが分かってきました。「遺伝子の働きは、それを取り巻く環境や外からの刺激によっても変わってくる」ということです。正確に言えば、それまで眠っていた遺伝子が目を覚ますということです。環境や外からの刺激といえば、一般には物質レベルだけを考えがちですが、私は精神レベルでも考えています。精神的な刺激やショックが遺伝子に及ぼす影響、つまり遺伝子と心の関係が注目されるようになると思っています。

例えば、強い精神的ショックを受けると、たった一晩で髪の毛が真っ白になってしまう。末期ガンで「余命数ヵ月」を宣告された患者さんが、1年経ってもピンピンしている。また、俗に「火事場の馬鹿力」といって、極限状況になると人間はとてつもない力を出す。これらのどれもが遺伝子の働きに関係していて、しかも本人の考え方でどちらにでも転びます。例えばガンになったとき、「治る」と思う人と「もうダメだ」と思う人とでは、ガンそのものが変わってきます。ひどい高血圧なのに「俺は血圧が低いんだ」と頑固に信じているとなぜか症状が軽い。こういうことに遺伝子が深く関係しているのです。

また、昔から「病は気から」という言い方があります。心の持ち方ひとつで、人間は健康を損ねたり、また病気に打ち勝ったりするという意味ですが、私の考えではそれこそ遺伝子が関係しています。つまり、心で何をどう考えているかが遺伝子の働きに影響を与え、病気になったり健康になったり、それだけではなく、幸せをつかむ生き方ができるかどうかも、遺伝子の働きによると考える学者もいます。

幸せに関係すると考えられる遺伝子は、誰の遺伝子にも存在しているはずです。その遺伝子をONにすればよいのです。今まで眠っていてOFFになっていた遺伝子を起こし働かせる、ということです。人間の遺伝子のうち解明された遺伝子はまだわずかです。これら遺伝子が、塩基のA、T、C、Gの4つの化学の文字で表される30億の情報を元に細胞を働かせるのですが、実際に働いているのはわずか5%とみられ、その他の部分はジャンクDNA（ゴミ遺伝子）と呼ばれ、どうなっているのかよく分かっていません。つまり、まだOFFになっている遺伝子が多いのです。

心の在り方で遺伝子の働き方が違ってくるのは、人間の遺伝子のほとんどがOFFになっていることと関係があるのかもしれません。私はこの分かっていない遺伝子の中にも、心と強く反応する遺伝子があるのではないかと思っているのです。心が身体に命じて何かを実行するためには、遺伝子の働きが必要なのです。

では幸せをつかむために、私たちは遺伝子をどう働かせればよいのでしょうか？

それは日常生活をハツラツと前向きに生きることだと考えています。**「イキイキ、ワクワク」する生き方こそが、人生を成功に導き、幸せを感じるのに必要な遺伝子をONにしてくれる**というのが私の仮説なのです。人間はいつも前向きで元気ハツラツしていると、全てが順調にいくようになります。そういうときの心の状態は、良い遺伝子をONにして、悪い遺伝子をOFFにする働きがあるのです。最近よく言われるプラス発想の意味も、この辺にあるといってもよいでしょう。

最近は、「ダメ」を前提に考えて生きている人が多いように思います。これは遺伝子から見ると決して良い生き方とは言えません。不必要な遺伝子はできるだけOFFにして眠ってもらい、良い遺伝子をONにしてたくさん働いてもらうこと。その生き方の鍵を握っているのが「ものの考え方」だということです。このような考え方を、私は「遺伝子発想」と呼びたいと思います。遺伝子を上手にコントロールして生きてほしいのです。

その秘訣は何かというと、物事を良い方へ考えるプラス発想です。プラス発想がその真価を発揮するのは、困難や窮地のときです。物事が順調に運んでいるときは誰でもプラス発想ができます。しかし、辛い局面に立たされたとき、その状況でどれだけプラス発想ができるかです。自分の身に起きることは「全てプラス」という捉え方をすることです。

人間の中では、心が非常に大きな力を持っています。病気だって落第だって失職だってありがたいわけです。それによって人生が深まることもあるし、人の痛みが分かることもある。それればかりか、まったく新しい、輝かしい未来へのスタートになるかもしれない。元気の出る遺伝子をONにするには「感動」することが大切です。とても「感動」できる状態ではなかったら、以前に経験した感動を心の中に呼び戻してみるだけでもいいのです。感動とは大いなる喜びと心地よい興奮が一緒になったものです。

遺伝子をONにするもう1つの方法、それはギブ・アンド・ギブの実践です。人間関係の基本はギブ・アンド・テイクと一般には考えられていますが、遺伝子をONにもっていきたいのなら、ギブ・アンド・ギブの方がはるかに効果的です。

ヒトの遺伝子情報を読んでいて、不思議な気持ちにさせられることが少なくありません。これだけ精巧な生命の設計図を、一体誰がどのようにして書いたのか？　もし何の目的もなく自然に出来上がったのだとしたら、これだけ意味のある情報にはなり得ない。まさに奇跡としか言いようがなく、人間業をはるかに超えている。そうなると、どうしても人間を超えた存在を想定しないわけにはいかない。そういう存在を私は「偉大なる何者か」という意味で10年くらい前から『サムシング・グレート』と呼んできました。

遺伝子の世界は、触れれば触れるほどスゴイと感じます。眼に見えない小さな細胞。その中の核という部分に納められている遺伝子は、たった4つの化学の文字の組み合わせで、30億もの膨大な情報が書かれています。その文字もAとT、CとGと、キレイに対をなしている。この情報によって私たちは生かされているのです。しかも、人間だけではなく、地球上に存在するあらゆる生き物――カビなどの微生物から植物、動物、人間まで含めると、少なく見積もっても200万種、多く見積もると2000万種といわれている――これら全てが同じ遺伝子暗号によって生かされている。どうしてもサムシング・グレートのような存在を想定せずにはいられません。サムシング・グレートとは「こういうものである」とはっきり断言できる存在ではありません。大自然の偉大な力ともいえます。私たちの本源に何か不思議な力が働いていていて私たちは生かされている、という気持ちを忘れてはいけないと思うのです。

今、科学者は生命について、いろいろなことを知るようになりましたが、それでも一番単純な、わずか細胞1個の生命体である大腸菌1つもつくることはできません。ノーベル賞学者が束になってかかっても、世界の富を集めてきても、これだけ科学が進歩しても、たった1つの菌すらつくれないのです。つまり生命をつくることができないのです。だとすれば、1つの大腸菌に比べたら60兆という天文学的数値の細胞からなる人間1人の値打ちというものは、世界中の富、世界中の英知をはるかに上回るといってもいい。

ですから、私たちが良い遺伝子をONにした人生を送るためには、自然の法則に合致した生き方をした方が良いのです。

それは、どういう生き方、考え方かと言えば、主に2つあります。

1つ目は**「感謝して生きる」**ということです。

生命というものは、自分の工夫や努力だけで生きているのではなく、大自然から、それこそ何十兆円にも匹敵する贈り物をもらっている。だから毎日とにかく無事で生きていることだけでも、大変ありがたいことだ……そのように感じてみたらどうかと思います。

遺伝子を見ていると、私たちが生きて存在していること自体が驚異的なことです。それは個と全体との関係を見るとよく分かります。私たちは約60兆の細胞の集まりですが、細胞が集まって高度な秩序を持つ器官や臓器をかたち作っています。私たち人間は宇宙の一部です。そして地球の大自然の秩序の中で生かされています。

2つ目は**「プラス発想をする」**ということです。

どんなに自分に不利なことでも、プラス発想でとらえることが大切だと思います。例えば、ものすごく辛い立場に立たされたようなときでも「これは大自然からの何かのメッセージだ」と考えるのです。そんなことはできないと思われるかもしれません。ですが、サムシング・グレートがあらゆる生命体の生みの親であることを考えれば、本当に親が子どものために悪いことをするはずがないのです。そう考えれば、どんなことも「天からの試練」として受け止められる。自分にとって不利な状況のときこそ、プラス発想が必要なのです。プラス発想をするとき、私たちの身体はしばしば遺伝子がONになるのです。どんなにマイナスに感じられる局面でも、結果をプラスに考えるのが、遺伝子コントロールのためには何よりも大切なことなのです。

——と、村上先生はお話しくださいました。

私たちは、遺伝子情報の大きな大きな集合体で、実は意識下では遺伝子レベルでも、ものの考え方が大きな役割を果たしているのです。時に難しい、困難な状況があっても、そういうときこそ、周りへの感謝を忘れず、プラス思考で生きたいものですね！

あなたの細胞を震わせる「パワーフレーズ」

これまで、言葉（イメトレ）と脳や細胞との関係を説明してきましたが、こんなにも壮大で深い世界があったのです。では、言葉（イメトレ）を使っていると、どうなるのでしょうか。結論を簡単に言うと、**言葉（イメトレ）は精神論や思い込みではなく、タンパク質として細胞と身体をつくっていきます**。

筋トレをするときに「今使っている筋肉を意識してください」と言われたことはありませんか。意識した方が筋肉をより鍛えることができ、トレーニングの効果を上げることができます。また、笑うことによってＮＫ細胞が活性化して、がん細胞を攻撃します。このように言葉やイメージによって筋肉が増えたり、免疫が活性化したりと、私たちの身体は変化を起こすのです。村上和雄先生は言葉や思いが遺伝子のスイッチを入れるとおっしゃいましたが、まさに遺伝子（ＤＮＡ）の働きこそがタンパク合成なのです。

つまり、日頃から使っている言葉が、そのままあなたの遺伝子（DNA）に作用し、細胞を作り、身体を構成していくのです。

また、言葉は社会との架け橋ともなります。人は似た者同士で集まりやすいと言われています。ですから、明るい言葉を普段から使う人はポジティブなグループができ、暗い言葉を使う人のまわりにはネガティブなグループができていきます。もし周りの友人を思い出してみてネガティブな人が多いと感じたのであれば、自分が気付いてないだけで、あなたも周りから同じように思われているのです。だから、あなたの発する言葉が変われば、細胞が変わり、性格が変わり、身体が変わって、周りの環境が変わっていき、未来まで変わってきます。普段から明るい言葉が溢れる環境にいたら、楽しくないわけがないですよね。

こういった話を聞くと「日頃からいい言葉を使おう！」と思われるかもしれませんが、いきなり使おうと思ってもなかなか出てこないものですし、意識しないと「ちょこポジ」すら使うタイミングがなかったりするかもしれません。だからこそ、いつでもいい言葉が使えるように心を鍛える「ココロマッチョプロジェクト」を推奨しているのです。

さらに、私が「ちょこポジ」以外で提案しているのが『あなたにとっての最強ワード「パワーフレーズ」探し』です。人それぞれ普段使っている言葉が違っていて、生活する環境が異なり、好きなこともバラバラです。人それぞれ趣味嗜好が違いますからポジティブワードも人それぞれ異なるのです。だからこそ自分の物差しの「ちょこポジ」が大切なのですが、せっかくなら一番能力が向上する最強ワード「パワーフレーズ」を見つけたいと思いませんか？

「パワーフレーズ」探しは指筋力を測定しながら、最も力の入る「言葉」を見つけていきます。パワーフレーズだと力が入り、そうでなければあまり力が入らない。このように筋力検査を行えば簡単に「パワーフレーズ」探しを行うことができるのです。

多くの方の「パワーフレーズ」探しを行いましたが、面白いことに最も力の入る言葉は人それぞれで、その人が好きなことや物、人の名前、心がワクワクする瞬間の言葉や場面だったりします。それはお子さんの名前やペットの名前、好きなスポーツチームであったり、自然に使う口癖、毎日行っているお祈りの言葉など、さまざまでした。

他人からしたら全く意味を持たない自分だけの「パワーフレーズ」ですが、その人にとって一番「好きなもの」「大切なもの」「ワクワクすること」だということは共通していました。意外に身近なところに最強の「パワーフレーズ」があります。だからこそ、好きなことをやっている高齢者は元気なのです。

それでは簡単な「パワーフレーズ」セルフチェック方法をお教えいたします。

1 右手で親指と薬指でリングをつくります

2 左手の小指を右手の親指と薬指の繋ぎ目に引っ掛けます

3 「嫌い、苦手なもの」を声に出すかイメージしながら小指を引き抜いてください

4 「好きな言葉」を声に出すかイメージしながら、先程のように引き抜いてください

5 「嫌い」「好き」で力の入り方が異な

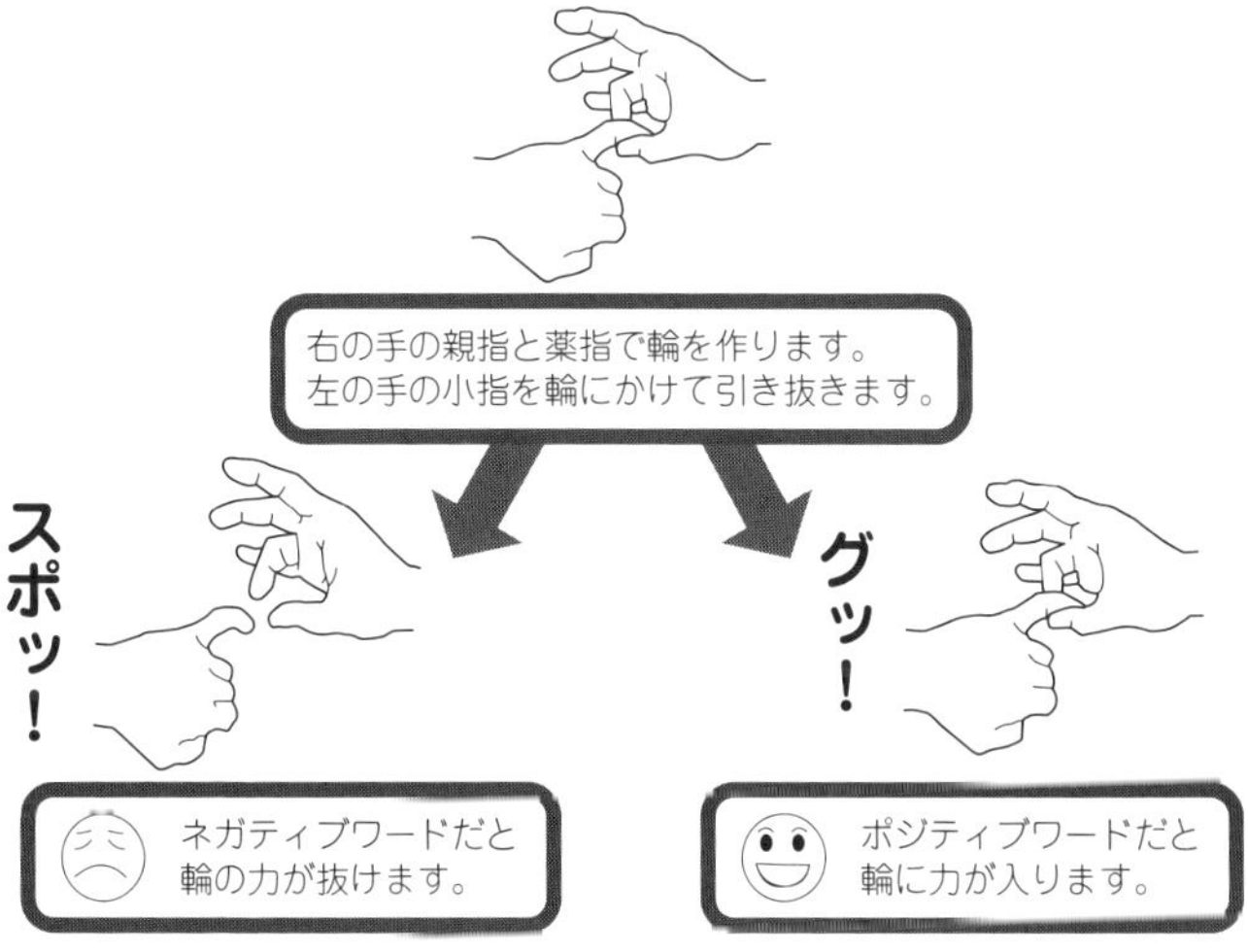

右の手の親指と薬指で輪を作ります。
左の手の小指を輪にかけて引き抜きます。
スポッ！
グッ！
ネガティブワードだと
輪の力が抜けます。
ポジティブワードだと
輪に力が入ります。

るはずです

6　これを応用して「パワーフレーズ」を探してみてください

「パワーフレーズ」はあなたの中に眠っています。そのことを意識するだけですから、健康イメトレが一気に簡単になったことでしょう。スポーツの試合など、ここ一番の勝負のときには、好きな言葉を声に出してみるのもいいかもしれません。また、「ちょこポジ」を意識しながら生活するだけでも、何気ない日常がずいぶんと明るくみえるものですよ！

第4章

「栄養」

——調和＝栄養

口は全身状態のバロメーター

口は命の入り「口」であるとして、これまでいろいろな話をしてきましたが、そもそも口の一番の働きは食事をすることとです。歯も身体も心も健康になったとしても、外から取り込むものが悪ければ、やはりうまく身体は機能しません。栄養を摂らなければ生命活動を維持できません。食事で栄養素をきちんと摂っていくことは、良い細胞をつくるためにも非常に重要なのです。

なぜ、こういうことを言っているかというと、それは口が全身の状態を教えてくれるからです。

例えば、唇が乾燥している方は、お肌もカサカサしています。歯茎の色が悪い方は、その色のもとである毛細血管の血流が良くないということですし、顎の骨が弱ければ全身の骨も弱っている可能性があります。また、舌がつるつるの方は鉄が不足していたり、亜鉛が足りないと味覚異常になることがあります。口内炎ができやすいのも栄養の不足によるものだと分かります。古くから東洋医学では舌診というものがあり、舌の状態から全身状態を診ることを行ってきました。当たり前ですが、**口は身体と繋がっていますので、口の状態を良くしようと思えば、必然的に全身の栄養状態を大事にしなければいけません。**

私が栄養学の重要性に気が付いたのは父の病気がきっかけでした。

かみ合わせも良く、歯の治療材料も良いものが入っていて、気持ちも元気なのに病気になってしまいました。すべてのバランスが取れていないと破綻してしまう。そんな経験から健康や元気、自己免疫力や修復力とはあくまでも栄養素の支えがあって初めて成り立つものだという思いに至りました。良い食事が細胞を作り、細胞の集合体が臓器となり、身体を構成していきます。根本から元気になるには細胞を元気にするほかなく、現代医学のお薬に頼った健康づくりでは、薬を飲み続けることで健康風の状態にはなっても、臓器本来の機能は改善せずに薬を飲み続けなければならないのです。

父の病気からこのようなことを考えるようになったときに出会ったのが、杏林予防医学研究所の所長である山田豊文《やまだとよふみ》先生でした。山田先生は細胞環境を整えるための栄養学を広めている方で、現代の嘘の多い栄養学を正すために長年活動されています。奇《く》しくも山田先生とは、お互い知らないところで、1人の難病患者さんを栄養面と歯臓治療の双方からアプローチし、奇跡的に軽快したという見えない縁で繋がっていました。そのことを知ったのはだいぶ後のことで、この患者Aさんのことは後述したいと思います。また、栄養に関しては非常に奥が深く本書だけではお伝えしきれないため、より深く学びたい方は山田豊文先生が数多くの著書を出版されていますので、そちらを読んでいただけるとしっかりと理解できるかと思います。

栄養と栄養素

ところで皆さんは「栄養」と「栄養素」の違いが分かりますか？

よく分からないで混同しているのではないでしょうか。食べた豚肉がそのまま人間の筋肉に変わるわけではありませんよね。「栄養」というのは、この食べた豚肉が、筋肉や血液など人間特有の細胞につくり変えられていく「営み」のことです。つまり、自然界から摂取した物質を、消化・吸収によって体内に取り込み、分解（異化作用）や合成（同化作用）によって、成長や生活活動に必要な人体特有の成分に変換させること。この営みが「栄養」です。「栄養」の舞台は、人間の身体の中です。

人間の体内での栄養（代謝）のために、外界から摂取される要素が「栄養素」です。栄養素のおもな舞台は自然界のいろいろな食品です。レモンに含まれるビタミンCや人参のカロテンなどはそれぞれの食品に特有の「栄養素」であって、「栄養」ではありません。

「栄養」と「栄養素」をきちんと区別して考えてみると、栄養の話が少し分かりやすくなります。栄養学のジャンルでは、食品中の栄養素を中心に研究する分野を食品栄養学、人体内の栄養を研究する分野を人間栄養学と呼ぶこともあります。

皆さんは、どの食品に何がどれくらい入っているのか、つまり食品栄養学の考え方で食べ物についてお話しする方が多いのではないでしょうか。「豚の油にはコラーゲンが入っているから、お肌に良い」というような感じです。これも栄養と栄養素を混同している典型的な例です。コラーゲンは、タンパク質の1つで、外から取り込む栄養素ですが、豚のコラーゲンが直接お肌のコラーゲンになっているのではなく、分解・吸収された後に栄養活動が行われた結果、コラーゲンが体内で生成されているのです。

身体に良い食事を摂るためには、栄養素と栄養についての知識はもちろん、さまざまな人間の栄養や生命活動と向き合うわけですから、医学的な知識も必要になってきます。そのため、栄養学を実践する職業である「管理栄養士」になるための国家試験も年々難しくなっています。今や合格率は20%を割る、狭き門になってしまいました。

今の医療はＱＯＬ（Quality Of Life）、生活の質が重要視されています。身体的な苦痛を取り除くだけでなく、精神的、社会的活動も含めた生きがいや生活の満足度を向上させることに注力するようになってきています。私たちは、命の入り口として「口」を診ているわけですから、全身に大きく関与している栄養はとても重要な問題です。歯科で栄養やミネラルの話をされるのは不思議に思えるかもしれませんが、ぜひ知っていてほしいことを説明していきます。

いらない栄養素はない

食品中の栄養素は体内での栄養活動の結果、次のような3つの大きな働きをします。

①エネルギーになる
②身体をつくる
③身体の調子を整える

糖質・脂質・タンパク質が3大栄養素と呼ばれますが、これにビタミン・ミネラルを加えると5大栄養素と呼ばれます。

もともと食事はエネルギーを摂取するための行為です。エネルギーとは「カロリー」のことを指しますが、糖質とタンパク質は1g当たり4キロカロリー、脂質は9キロカロリーのエネルギーを発生させるパワーを持っています。そのため、同じ量のものを食べた場合、脂質はカロリーが高いため「太ってしまう」という表現になります。それでは簡単にそれぞれの役割を説明していきましょう。

タンパク質は、平常時にはエネルギー源としてではなく、細胞、ホルモン、酵素、遺伝子、免疫抗体などの身体をつくるための構成成分として優先的に利用されます。そのため、いくら食べても「太りにくい」のです。

脂質には、細胞膜の成分、性ホルモン、副腎《ふくじん》皮質ホルモンなどの原料になっています。また、食事からの摂取が多ければ、体内での合成量が減るように調整されています。

炭水化物は、消化されてエネルギーになります。炭水化物は摂り過ぎると太ると言われますが、まさにその通り。余ったエネルギーは脂質に変わって体内に蓄積していきます。

では、ビタミンやミネラルはどのような働きをしているのでしょうか。そのことを理解して摂取している方はほとんどいません。実はビタミンやミネラルは別名で補因子と呼ばれています。実はビタミンやミネラルの主な働きは酵素を補助し、代謝、免疫、抗酸化作用の活性化や生体システムを円滑にすることだったのです。

細かく書くと、それぞれまだたくさんの役割があるのですが、無駄な栄養素など何もないことがお分かりいただけると思います。すべてが細胞を作るために必要で、身体を正常に保つために重要です。よくダイエット方法で、カロリー制限や糖質制限など、栄養素の何かを抜いたり、代謝を上げるためといって肉を多く食べたりする人がいますが、程度を誤れば、間違いなく体を壊してしまいます。

デトックスの危険

最近、食物繊維やフィトケミカル（植物に含まれる化学物質）と呼ばれるポリフェノールやカロテノイドなども注目されています。特に食物繊維などは、腸内環境には大切であることが分かってから、よく取り上げられるようになりました。同様に、デトックスという健康法も、身体の毒素を出して代謝機能を高めるものとして一時期流行りましたね。人の行うデトックスは、トイレでの排泄が95％（便：75％・尿：20％）、汗が3％、髪の毛と爪がそれぞれ1％ずつとなっています。そのため、水分を取って尿を出し、便秘をせずに適度に運動して汗を流せば自然にデトックスはできているのです。

そもそも、デトックスという概念が少しズレて使われている気もします。私たちの身体自体が、四六時中毒素を処理しているわけですから、デトックス療法とかデトックス健康法という言葉は、科学的には正しくありません。インターネットなどで宣伝されているデトックスを促す食べ物や飲み物が実際にどんな毒素をターゲットにしているかはっきりしていないし、徹底して身体をキレイにするという考えや、デトックス治療という言葉がどこから出てきたのかもよく分かりません。これらは、毒素は徐々に蓄積するので、身体を定期的にキレイにする必要があるという考えがベースになっているのでしょう。

しかし、本来は、デトックスを始める前にどんな毒素を出さなければいけないのかを知るべきなのです。

「何かよく分からないけど、とにかくデトックスしなければ」といろいろな方法を試す方がおられますが、そんなに都合よく毒素だけが出るわけはありません。

毒素というと特に気になるのが重金属と呼ばれるアルミニウムや水銀などのミネラル毒素だと思います。過去に有機水銀による水俣《みなまた》病やカドミウムによるイタイイタイ病など社会問題にまでなりました。このようなミネラル毒素は測定が可能です。そのため、適切に測定して身体の状態を把握しておく必要があります。なぜなら、重金属は人の生活習慣によって知らず知らずのうちに身体に溜まっていくからです。アルミの鍋を普段から使っているると身体にアルミニウムが蓄積していきます。他にはアルミホイル、缶ジュース、パンなどのベイキングパウダーにもアルミが含まれています。また、魚が好きな人は水銀が溜まりやすくなります。そのため、まずミネラル測定してから生活習慣を見直す必要があります。

前述したように、そもそも人間には毒素を排泄する機能が備わっており、体内のデトックスシステムには、その人のＤＮＡで暗号化された数多くの臓器や酵素があり、それが休むことなく毒素を処理しています。だから、やたらとデトックスすることばかり考えるよりも、日々、身体が最適に機能するように、適切な栄養分を供給し、重金属の侵入経路を断ち、正常な排泄を行うことこそが大切なのです。そういった意味では酵素ドリンクを用いたファスティング（断食）こそが最高のデトックス方法だと思っています。

日本人の得意不得意

日本人の長い間の食習慣は、遺伝とともに引き継がれ、消化吸収、栄養における得意不得意を生んでいます。カフェインはお茶に含まれているため、日本人はとても強い反面、欧米人はそうでもありません。逆にアルコールの分解は、欧米は得意です。このように、人種によって食事の得意不得意が存在するのは当たり前のことであるにもかかわらず、どうも西洋的な栄養学がもてはやされているように感じます。

本来、私たち日本人の食習慣には大きな3つの特徴があります。

・稲作でお米を食べてきた
・肉食をあまりしていなかった
・発酵食品を多く摂ってきた

本来、日本人は稲作を主体としてきた食生活をしてきました。そのため、栄養に関してはグローバルな基準というのは本来成り立たないのです。最近はタンパク質を摂取するのに肉がいいなどと耳にすることがありますが、そもそも「タンパク質を多く摂る方が良い」→「タンパク質が豊富なのは肉」→「肉を食べた方が良い」というのはあまりにも安易な発想だと思います。昔の人はそんなにお肉を食べていたのでしょうか。現代でも日本料理や和食を食べに行くと、お肉はほとんど出てこないはずです。人種によって腸の長さも異なりますし、消化酵素の強さも備わっている腸内細菌も異なります。

人種によって消化の得意不得意があるわけですから、日本人がタンパク質を摂るには、消化の苦手な「肉類」からではなく、大豆などの穀物から摂取する方が良いのです。

他にも「牛乳は骨を強くするから飲みましょう」と今でも言っている人がいます。それは単に牛乳にカルシウムが入っているからなのですが、そもそもカルシウムだけでは骨をつくることができません。実は骨をつくるにはマグネシウムが必須であり、カルシウムとマグネシウムは1：1の関係が理想です。そのため、カルシウムだけを過剰に摂取してしまうとかえって骨折や骨粗しょう症のリスクが上がってしまうのです。ちなみに、ハーバード大学をはじめとした世界中の有名大学においても、牛乳のリスクが指摘されていて、

２０１４年にはスウェーデンにおいて10万人以上を対象にした研究で、牛乳と骨折の因果関係が証明されています。

牛乳はもともと日本人が飲んできたものではないため、日本人は、乳糖に対する消化酵素を持っていませんし、加熱消毒した際に発生する酸化した乳脂肪酸は身体を酸化させてしまいます。そして消化できないタンパク質（カゼイン）は、アレルギーを誘発することがあります。また、牛乳は搾乳するときの乳量を増やすために成長ホルモン（女性ホルモン）を使っているため、ホルモンバランスを考えると、安全とは言い切れません。牛乳を飲んでお腹を壊したというのはよく聞く話だと思いますが、それが当たり前なのです。そもそも牛乳の元は何でしょうか。それは牛の血液です。牛の血液が濾過《ろか》され牛乳となります。牛乳パックの中がもし血液だったら普段のようにゴクゴクは飲めませんよね。チーズはさしずめカサブタといったところでしょうか。とても気持ち悪くて食べる気にならないでしょう。そもそも自然界で大人になってまでミルクを飲む動物がいるのでしょうか。他の動物のミルクを飲む動物がいるのでしょうか。血を好む怪物として吸血鬼が有名ですが、人間こそまさに吸血鬼なのかもしれませんね。話が少し逸れましたが、乳製品は日本人の体質に合っていないことを考えると、全く摂らないくらいで丁度いいのです。

ではどのような食事が日本人に適しているのでしょうか。

日本人本来の食生活を見直す

日本人の食生活は、長い間、お米、野菜や発酵食品が中心で、お肉はごくわずかでした。この食生活は、実はたくさんの酵素を摂っていることになります。

日本食の面白いところは、「酵素をたくさん含む食品でありながら、酵素を余り使わない」ところに素晴らしさがあります。そしてそこが日本食こそ身体に良いと言われる所以でもあります。

表現自体は、一見矛盾しているように思えますね。しかし、酵素の働きを考えるとご理解いただけると思います。

酵素と聞くと、消化酵素と思うかもしれませんが、酵素は消化吸収するばかりではなく内臓や筋肉、血液、脳などに分布し、呼吸や筋肉、臓器を動かしたりする生命活動の主役です。酵素が働かなかったら私たちは生きていくことができません。酵素の構造はミネラルを中心にタンパク質が巻きついてできています。そこに、ビタミンやミネラルが補因子としてくっつくことによって多くの酵素が活性化していきます。ミネラルやタンパク質の組み合わせで酵素の働きが異なり、全部で4000種類以上の酵素があると言われています。

実は酵素には体内でつくられる内部酵素（消化酵素・代謝酵素）と食事などで取り込む外部酵素（食物酵素）が存在しています。消化酵素の役割としてはその名の通り、食べ物を分解・消化するために消化器官から分泌される酵素です。また、代謝酵素とは細胞内代謝を促進し身体の正常な働きに必要な酵素です。そして、食物酵素とは食べ物の中に含まれていて、消化酵素のような働きで食べ物の分解消化を手助けしてくれます。先程の言葉を言い換えると「日本食は食物酵素をたくさん含む食品であり、消化しやすいため、消化酵素を余り使わない」ということなのです。酵素は、生物が物質を「消化・吸収・代謝・排泄」するまでのあらゆる過程に関与していて、生物が物質を変化させ、自分の生命活動に利用していくのに欠かせません。また、酵素は年齢とともに減少していきます。そうすると、今の食生活では、肉類や油をよく摂るようになっていますから、外部酵素の摂取そのものも少なくなっていて、さらに肉や乳製品の「消化・吸収」には、相当なエネルギーを使っています。つまり、「消化・吸収・代謝・排泄」の働きのうち、上の2つのために内部酵素がたくさん消費されてしまって、「代謝」に回らないのです。「結構食べているのに疲れやすく、元気が出ない」と感じておられる方は、外から取り入れる外部酵素が少なく、自分の体内で生成される内部酵素が消化吸収に回り、代謝酵素不足になっているのかもしれませんね。

肉食や乳製品を今のように多く摂る食生活になったのは、明治以降、100年に過ぎません。日本人がずっと食べてきた日本食は、少なくとも数百年は遡《さかのぼ》ることができます。そもそも、日本食をお腹いっぱい食べて胃がもたれる人はあまりいないでしょう。反対に洋食の方が少し食べただけでも胃もたれを感じる人が多いのではないでしょうか。つまり、それだけ消化に苦労しているということなのです。

理想の食生活は、体外からの外部酵素（食物酵素）で消化吸収を助け、体内の内部酵素はなるべく代謝（生命活動）に回せる状態です。本来、日本食そのものが、酵素を活用した素晴らしい健康長寿の秘訣なのです。

グローバル化は世の中のあらゆる分野で進んでいますが、地域に根ざした食習慣は千差万別で、長い間に身体がその地域にある食べ物から消化吸収できるように、何世代もの時間を経て、日本人としての身体ができているので、食事の種類の多様化「グローバル化」

はできても、食べ物の得意と消化能力の「グローバル化」というのは難しいのかもしれません。

ミネラルもバランスが大事

健康であるには、酵素活性が非常に重要であると説明してきました。酵素の構造上ミネラルは必須であり、酵素の活性化のために重要な役割を担っています。普段から「ビタミンを摂取しよう！」と言って果物を意識して食べる方は多くおられますが、「ミネラルを摂取しよう！」という人は見たことありません。

では、ミネラルはどんな食べ物に入っているのでしょうか。あまり意識したことはないですよね。

実はミネラルはあらゆる食べ物に含まれているのです。

しかし、好き嫌いで栄養素が偏っていたり、加工食品ばかり食べていたりしてミネラルバランスを崩している方がおられます。ミネラルは体内の多くの酵素反応に関わるのですから、どんな症状であっても、ミネラルバランスは大切なのです。身体で作られた酵素は、補因子であるビタミンとミネラルによって活性化します。もっと言えば、これを摂らないと「働かない」といってもよいのです。ミネラルと呼ばれるものは、体内の構成元素のうち、わずか4％程度ですが、これが健康のためには非常に重要な働きをしています。

ですが、体内ミネラルのコントロールは難しいものです。もともと、とても微量にしか体内にないため、極少量のバランスでコントロールを失いますし、欠乏域と過剰域の幅も小さいからです。しかも、すべてのミネラルが連動して動きます。また、吸収が悪いので、体内量コントロールが困難なのです。

ミネラルといえば理科の授業で習った「元素周期表」です。「スイヘーリーベー……」で覚えた記憶のある方も多いと思います。これは「物質を構成する基本単位である元素を、それぞれが持つ物理的または化学的性質が似た者同士が並ぶように決められた規則に従って配列した表」です。表を見れば、大まかな元素の特徴やグループが分かります。

実は身体の中のミネラルバランスを調整するのにも、この表が役に立ちます。元素の特性によって、相性があり、ミネラル同士が反発しあっていたりするのです。

例えば、「塩分を摂り過ぎている人は野菜を食べないといけない」と聞いたことのある人もいるかと思います。そこで一番左の列に注目してください。塩分であるNa（ナトリウム）

と野菜に含まれるK（カリウム）が上下に並んでいます。実は、周期表で隣り合っている元素には、仲が良くないものがいるために、片方を取ると片方が減るという現象が起こるのです。

・ナトリウム（Na）↔カリウム（K）
・カルシウム（Ca）↔マグネシウム（Mg）
・ケイ素（Si）↔アルミニウム（Al）
・亜鉛（Zn）↔カドミウム（Cd）
・リン（P）↔ヒ素（As）

例えば、これらはどちらかが増えるとどちらかが排出される関係にあります。いずれも周期表の中で隣接しており、同じ特徴を持つため、それぞれが入れ替わったり、入り込んだりして生体に大きな影響を与えます。前述したデトックスでは、とにかく身体に悪いものを出す、という意味でやっておられる方も多いかと思いますが、きちんとミネラル測定を行うことによって特定の重金属を出しやすくすることも可能なのです。

ミネラルはわずかな欠乏でも自覚症状が出ますし、逆に過剰摂取でも中毒症状が出ます。また重金属も知らず知らずのうちに溜まっていることがあります。そこで、歯臓治療では、

元素周期表

周期＼族	1	2	3	4	5	6	7	8	9	10	11	12	13	14	15	16	17	18
1	1 H																	2 He
2	3 Li	4 Be											5 B	6 C	7 N	8 O	9 F	10 Ne
3	11 Na	12 Mg											13 Al	14 Si	15 P	16 S	17 Cl	18 Ar
4	19 K	20 Ca	21 Sc	22 Ti	23 V	24 Cr	25 Mn	26 Fe	27 Co	28 Ni	29 Cu	30 Zn	31 Ga	32 Ge	33 As	34 Se	35 Br	36 Kr
5	37 Rb	38 Sr	39 Y	40 Zr	41 Nb	42 Mo	43 Tc	44 Ru	45 Rh	46 Pd	47 Ag	48 Cd	49 In	50 Sn	51 Sb	52 Te	53 I	54 Xe
6	55 Cs	56 Ba	57～71 ランタノイド	72 Hf	73 Ta	74 W	75 Re	76 Os	77 Ir	78 Pt	79 Au	80 Hg	81 Tl	82 Pb	83 Bi	84 Po	85 At	86 Rn
7	87 Fr	88 Ra	89～103 アクチノイド	104 Rf	105 Db	106 Sg	107 Bh	108 Hs	109 Mt	110 Ds	111 Rg	112 Cn	113 Nh	114 Fl	115 Mc	116 Lv	117 Ts	118 Og

ランタノイド（57～71）	57 La	58 Ce	59 Pr	60 Nd	61 Pm	62 Sm	63 Eu	64 Gd	65 Tb	66 Dy	67 Ho	68 Er	69 Tm	70 Yb	71 Lu
アクチノイド（89～103）	89 Ac	90 Th	91 Pa	92 U	93 Np	94 Pu	95 Am	96 Cm	97 Bk	98 Cf	99 Es	100 Fm	101 Md	102 No	103 Lr

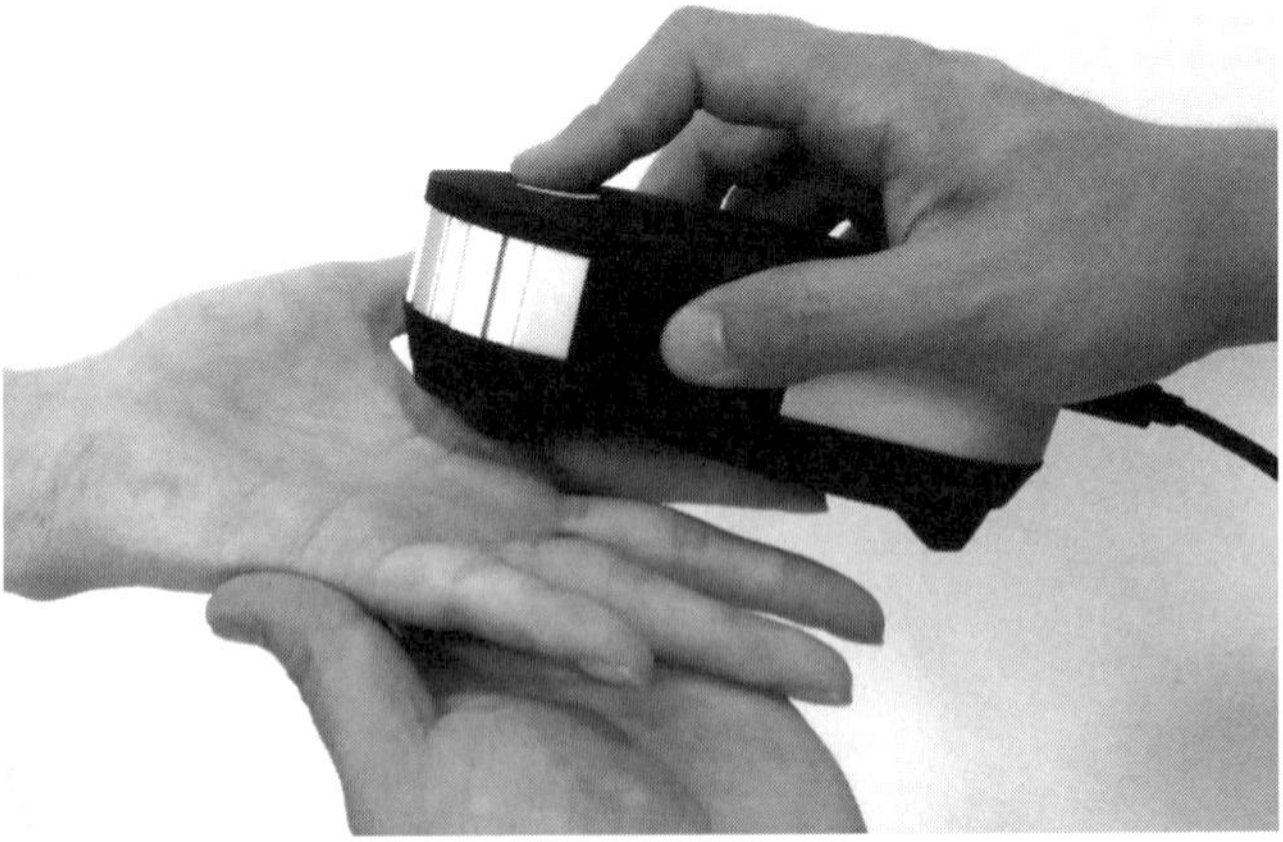

オリゴスキャン使用の様子

「オリゴスキャン」という体内のミネラルを測定する装置で、必須ミネラル、重金属、ミネラルによる酵素活性の状態を1分ほどで解析します。重金属に関しては種類によって侵入経路が異なりますので生活習慣を伺いながら侵入経路を探っていきます。

ちなみにアルミニウムはアルツハイマー型認知症のリスクを上げます。他には水銀ですが、マグロなどの大型魚や貝類などの海底の生き物などに含まれており、歯科用金属にも使われていたりします。カドミウムはタバコの煙や排気ガスなどから摂取しています。このように重金属の侵入経路は日常生活のあらゆる場面に潜んでいるのです。

この他にもまだまだ多くの重金属があり、調べてみないと自分に何が溜まっているかは分かりません。**まずはきちんと測定して、重金属の侵入経路を断ち、必要なミネラルの過不足を把握し、ミネラルバランスを整えて身体の酵素の活性を向上させる。これこそが最も安全なデトックスだと思います。**

オリゴスキャンを導入してから多くの方のミネラルバランスを見てきましたが、その中でも不足しがちで、私がミネラル三本柱と呼んでいる、重要なものをご紹介します。

まず、「圧倒的に不足」なものが〝亜鉛〟です。

オリゴスキャンミネラル測定結果レポート

		結果	標準範囲		かなり不足	不足 −	標準範囲 −	OK	標準範囲 +	高値 +	過剰 ++
カルシウム	Ca	**413.4**	279.0	598.0							
マグネシウム	Mg	**21.2**	30.5	75.7							
リン	P	**145.8**	144.0	199.0							
ケイ素	Si	**9.7**	15.0	31.0							
ナトリウム	Na	**53.0**	21.0	89.0				○			
カリウム	K	**15.4**	9.0	39.0							
銅	Cu	**16.5**	11.0	28.0							
亜鉛	Zn	**124.7**	125.0	155.0							
鉄	Fe	**10.3**	5.0	15.0				○			
マンガン	Mn	**0.45**	0.31	0.75							
クロム	Cr	**0.79**	0.82	1.25							
バナジウム	V	**0.022**	0.009	0.083							
ホウ素	B	**2.09**	0.84	2.87							
コバルト	Co	**0.030**	0.025	0.045							
モリブデン	Mo	**0.039**	0.035	0.085							
ヨウ素	I	**0.41**	0.32	0.59							
リチウム	Li	**0.063**	0.052	0.120							
ゲルマニウム	Ge	**0.019**	0.003	0.028							
セレン	Se	**1.56**	0.95	1.77							
硫黄	S	**48.3**	48.1	52.0							

オリゴスキャン有害重金属レポート

		結果	標準範囲	高値－	高値＋	過剰
アルミニウム	Al	0.01345				
アンチモン	Sb	0.00226				
銀	Ag	0.00999				
ヒ素	As	0.00453				
バリウム	Ba	0.00592				
ベリリウム	Be	0.00509				
ビスマス	Bi	0.00747				
カドミウム	Cd	0.01201				
水銀	Hg	0.00799				
ニッケル	Ni	0.00406				
プラチナ	Pt	0.00227				
鉛	Pb	0.00758				
タリウム	Tl	0.00143				
トリウム	Tn	0.00089				

この行の項目をクリックすることで、項目の情報を見る事が出来ます

生理機能

酵素の状態　良好：70%

腸の状態　許容範囲：61%

代謝　許容範囲：60%

免疫システム　許容範囲：60%

認知機能　許容範囲：61%

ホルモン状態　良好：69%

組織修復　許容範囲：47%

感情の状態　許容範囲：56%

心血管系　許容範囲：50%

神経系　許容範囲：62%

注意！患者の健康状態はミネラル・有害金属以外の要因が影響している可能性もあります。オリゴスキャンは手のひらの組織のミネラル及び貴金属濃度を測定しています。したがって、特定の生理学的健康問題は、ミネラル重金属の問題よりも、その他の要因が影響している場合があります。

体内のミネラルには、比較的多く存在する「多量ミネラル」と本当にごくわずかしか存在しない「微量ミネラル」がありますが、亜鉛は微量ミネラルになります。これが不足すると、味覚異常、皮膚炎、脱毛、貧血、口内炎、男性性機能異常、易感染性、骨粗しょう症など自覚症状を伴うことが起こります。特に子どもでは身長、体重の増加不良（発育異常）が起きやすくなります。私が見てきた患者さんの多くが圧倒的に不足しています。

次に「若さの秘訣」、〝ケイ素（シリカ）〟です。

ケイ素はコラーゲンの結合を強化する働きがあり、全身の組織と細胞の材料になり、強い抗酸化作用があります。さらに細菌の繁殖を抑えるため、免疫力の向上をもたらします。抗酸化作用があるということは、活性酸素の弊害を減らすことになります。活性酸素がさまざまな疾患の原因になっていることは、近年のさまざまな研究で明らかになってきています。ちなみにヨーロッパやアメリカでは美容のためにケイ素（シリカ）を摂取することは常識となっています。

地球の中心にはマグマが存在しますが、その主成分がケイ素です。また、地球上に最初に誕生した生物は「藻」と言われており、この主成分もケイ素となります。あまり聞き慣れないケイ素ですが、実は私たちにとって非常に大切な原始のミネラルなのです。

最後は「最強のミネラル」、〝マグネシウム〟です。

マグネシウムは実に300種類以上の酵素活性に関与しており、その働きは実に多岐にわたります。そもそも細胞がマグネシウムを必要としています。40億年前に生命が誕生し陸に上陸するまでの35億年という途方もない時間を海の中で過ごしてきました。今でこそ海水はかなり塩辛いですが、太古の海水は今よりもずっとミネラル濃度が薄かったといわれています。その理由としては、山からミネラル豊富な水が流れ込んできますから、長い年月をかけて濃くなっていったのです。太古の海水は、私たちの身体に存在する体液、血液、そして胎内で新しい命を育むための羊水などと似ていると考えられています。

では海水のミネラルバランスはどのようになっているのでしょうか。最も多いのは当たり前ですが塩です。そして次に多いのがマグネシウムなのです。ちなみに海水から塩を除いた液体を「にがり」と言いますが、これは別名で「塩化マグネシウム」です。このことからもいかに海水にマグネシウムが多いか分かると思います。そんなマグネシウム豊富な海で長い長い年月を私たちは過ごしてきたわけですから、実際私たちの細胞は圧倒的に多い量のマグネシウムを必要としています。つまり、マグネシウムを適切に摂取するということは細胞レベルから活性化するということになるのです。

マグネシウムの働き

・インスリンの働きを整え、糖尿病を改善する
・筋肉の緊張を解きほぐす、リラックスミネラル
・エネルギー代謝に必須
・骨を形成、強化する
・便秘の解消
・天然の精神安定剤
・偏頭痛の3～5割はマグネシウム不足が原因
・心臓の働きを正常に
・生理時期のイライラを解消
・手足の冷え性改善

こうした働きがあります。マグネシウムと聞くと便秘薬と思われる方も多いかと思いますが、それだけではない、とてもすごいミネラルなのです。働きとして強い酵素活性を持

っているため、生命機能に近い部分で身体を改善してくれます。なんとなく不調でミネラル不足を感じたら、まずマグネシウムを試してみてはいかがでしょうか。

このマグネシウムを摂取するにあたって重要なことがあります。それは乳製品を摂らないことです。先でも述べましたが、乳製品自体が悪いということもありますが、なによりカルシウムを含んでいることが問題となります。カルシウムとマグネシウムはライバル関係にありますから、カルシウムを過剰に摂取するとマグネシウムが排泄されてしまいます。これではせっかく摂取したマグネシウムが無駄になってしまいます。そのため、マグネシウムを摂取するなら乳製品は摂らないということを徹底してください。

このようにミネラルには皆さんが思っている以上に重要な働きがあり、絶妙なバランスで成り立っていたのです。また、酵素に関してもあまり意識をしてこられなかったと思いますので、いまいち体調のすぐれない方などは酵素活性とミネラルバランスを意識してみてはいかがでしょうか。

食事と歯臓治療でリウマチ改善の軌跡

慢性関節リウマチという病気は、最近では治療薬の進歩により「寛解」を目指すことが可能になりましたが、中程度以上となると予後が悪く、そのほとんどの方が完治しない「難病疾患」であります。

2ページ後に出てくる2枚のレントゲン写真は足膝関節部分を撮影したものです。2枚目の関節部分に隙間があるのがお分かりになるでしょうか。この隙間部分には軟骨がありますｏ軟骨はレントゲンには写らないため、このように黒くなります。リウマチ患者さんは関節部分に炎症が起こり、軟骨が消失していき、さらに骨破壊まで起こってきます。軟骨自体は血流が乏しいため修復能力が極めて弱く、通常消失した軟骨は自然に再生されることはありません。実はこの2枚目の写真の方が新しいものとなります。

この方は関節リウマチの進行が止まっただけではなく、さらに関節が昔の健康だったときの状態に戻ろうとしているのです。

このような現象を起こしたのは最新の医学ではありません。身体を真に健康へと導くことができれば、現代の医学では説明できないことが起こります。

このように壮絶で奇跡的な体験をされたAさんの軌跡を紹介いたします。

2001年秋頃　リウマチの疑い

重いものを持った際に、指（特に右手中指）に違和感がありました。

仕事の疲れかと、1ヵ月ぐらいそのままにしていましたが、だんだんと手首、肘《ひじ》などに痛みを感じ始め、市販の湿布薬で凌《しの》いでいましたが、重いものでなくても、何かを持ったり、字を書いたりすると指に強い痛みが出るようになりました。

しばらくすると、両肩を締め付けられるような痛みを感じ、上半身の動きがだんだんとれなくなってきました。仕事柄、疲れが溜まっているだけかなと思って過ごしていたのですが、年末頃に念のため病院（市民病院）で検査を受けたところ、「リウマチの疑いが強い」と診断を受けました。

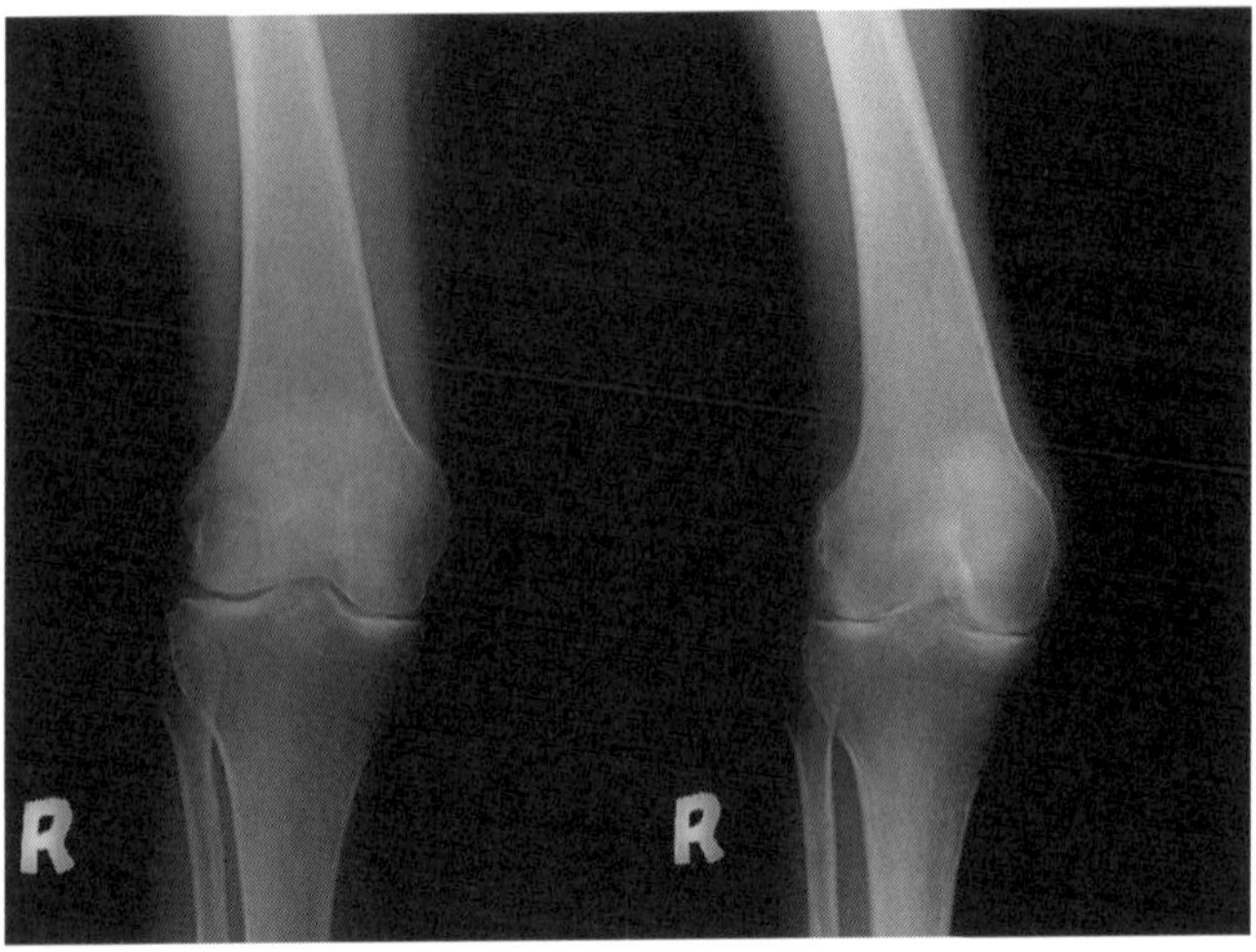

2013年11月　2012年10月

2002年

年が明けて、近所のかかりつけの内科に行き、リウマチの診断を受けたと治療の相談をしたのですが、当時は効果的な治療があまりなく、ステロイドなど副作用の強いお薬の服用で痛みを止めることしかできないことと、一旦飲み始めると途中で止めることができなくなることから、お医者さまから「まだ初期だと思われるので、薬を服用せずに自分でできることを探してみて、薬の服用はもう少し先に延ばすのも選択肢の1つです」と言われました。

お薬の服用まで少し時間ができたので、

本を読み、日本や世界のリウマチ治療の当時の現状を調べる中で、新聞広告で「ポーリング博士の健康法」講座があることを知り、まずは身体のことを自分でも理解しようと思い受講しました。その講座で、杏林予防医学研究所　所長の山田豊文先生と出会うことができました。

【最初に行ったこと】

・ファスティング 複数回
・牛乳を一切やめる（以前は大好きでした）
・油を見直し、オメガ3を増やし、トランス脂肪酸を一切摂らないようにする
・白砂糖をやめる（発症から1年くらいは大好きだったお菓子も一切摂りませんでした）
・「まごわやさしい」の徹底（豆・ゴマ・わかめ・野菜・魚・シイタケ・芋）
・呼吸法（香りの効果を利用）
・浄水器を変える
・できるだけ歩く
・必要なサプリメントを摂る（マルチミネラルビタミン、MSM、マグネシウム、ビタミン類

など）

【続けたこと】

・上記を徹底する（特にお砂糖は極力避け、野菜中心のお食事に変えました）

・定期的なファスティング（最初の2年くらいは1週間ファスティングをだいたい数カ月に1度の割合で行いました。その後は半年に1度、1年に1度、と少なくなっていますが）

・西洋薬は一切使わない

その後10年近くは、薬を服用することなく症状も落ち着き、大きな痛みもなくなっていました。

2011年 リウマチ再発

ハードな仕事が続き、リウマチの症状が一気に悪化しました。

全身に激痛があり、歩くのがどんどん困難になる中、栄養療法や、自然療法を続けていたのですが、炎症が治まらず2012年の夏には膝が腫れ上がり、手足の指の変形が進み一切歩行ができなくなりました。

外出はもちろん、家の中でも歩くことができず、家族に支えてもらったり、杖などを使ってやっと生活ができる状態でした。

2012年10月　西洋医学の治療を開始

飲み薬（リウマトレックス）、生物学的製剤の使用（月1回）を始めました。この時点では、MMP-3　23347・5ng／mℓ。

主治医（リウマチ専門医）の先生から、「私が担当した患者さんの中で最も状態が悪い」と言われましたが、「ただ、何が起きるかは医者にも分からないので一緒に最善を尽くしましょう」と言っていただき、「（単純な性格のため）お医者様でも分からないなら、きっと治る」と訳もなく確信したのを覚えています。

【並行して行ったこと】

・栄養療法と必要なサプリメント
・Red Juce（朝、昼、夜各50mℓ）、マグネシウムを大量に摂取
・70度の温熱療法

・2013年（2月か3月頃）ラドン吸入

2013年夏には、杖は使うものの外出できるようになりました。

2013年11月、擦り減っていた膝の軟骨が再生していることがレントゲン検査で分かりました。「医学的にはあり得ないことなので、エビデンスとして報告したい」とお医者様がおっしゃっていました。

2014年2月の時点で、主治医より「血液検査上ではもう大丈夫です」と言っていただきました。現在は、生物学的製剤（アクテムラ）の点滴治療のみを2ヵ月に1度受けています。もともと薬をあまり好まないことを主治医の先生もご理解くださっていたので、飲み薬（リウマトレックス）は半年ほどで止めて様子を見ましたが、経過が良好なため、その後もずっと摂っていません。

2015年6月　むらつ歯科クリニックでかみ合わせ治療開始

2015年の6月の時点で、リウマチの症状はかなり改善していたものの、身体の節々に若干の痛みが感じられ、歩ける距離もあまり長くはありませんでした。

むらつ歯科クリニックでの初診時に、古い歯の詰め物を全て取り除いていただいたことで、全身がスッキリして頭が爽快になり関節のこわばりがかなり軽くなりました。

2、3回目の治療を受ける頃には、歩くのが随分楽になりました。

かみ合わせ治療を受けてから治療の効果で全身のバランスが整い始めてきたのか、膝、足指の変形が改善されてきて、特に膝関節は全く違和感がなくなりしっかりしてきました。

膝や足指の変形が元に戻ろうとする際に、身体のパーツとパーツは筋肉で繋がっていて、全身は1枚の皮で覆われていることを強く実感します。

振り返って

2016年からは仕事も再開しています。かなりの距離と時間、歩くことができるようになりました。医学的には回復がかなり難しいと思われていた状態から、社会復帰できるまで回復できたのは、十分な栄養が身体に蓄えられていたことで、身体に治すためのリポート体制が整っていたことと、それまでにむやみに薬を摂っていなかったので、薬の効果も著しく出たのではないかと思います。

全身に激痛があったときに、一番辛かったのは身体の痛みそのものではなく、1秒1秒、何を考えていればよいのか分からなかったことでした。「この先もっとひどくなるのだろうか」とか、「このまま歩けない状態ならばどうやって生活していくのだろうか」など、気持ちの持ちようが分からず、ともすればマイナスなことばかり考えてしまい、気持ちで負けないようにすることが本当に苦しかったです。

ただ私の場合、とても幸せなことに家族が皆、私が治り、また歩けるようになることに全く疑いを持っておらず、私以上にそれを信じてくれていて、本当にとても明るく、いたって普通に接してくれていたことで気持ちが随分軽くなりました。

また、山田先生がいつも仰ることですが、「何をしたって良い、何で治ったたって良い。一番大切なことは治って元気になること」という言葉もとても励みになりました。

また、むらつ歯科クリニックで治療を受けさせていただいて、前院長先生、現院長先生とも、本当に、真剣に病で苦しむ人を助けることを考えていることがひしひしと伝わり、そういう医療の専門家の先生方の熱意はどんな薬よりも力を与えてくださるとありがたく感謝いたしました。

よく「なぜ治ったのですか」と聞いていただくのですが、自分でもあまりにも沢山のこと（この中には書ききれていませんが）を試したので、何が効いたのか特定できず、その中で専門的なことは専門の先生方のご指示に従うとして、それ以外の何か1つあげるなら、あるときに「絶対治る」「私は大丈夫」（むらつ歯科クリニックで同じ言葉を聞き、書いた紙をいただいたとき、不思議な気持ちがしました）と自分で決心したことがあり、「自分は治る」と決めたことも良かったのかと思います。

加えて、すぐそばにいる人たちが、同じように信じてくれていると、くじけそうになってもまた気持ちを持ち直すことができると感じました。「そんなことで？」という感じですが、はっきり自分で決めてからどんどん良くなったことを覚えています。

このように現代の医学の常識とは異なる、栄養学を中心とした治療でも関節リウマチが改善していったのです。もちろん並大抵の努力ではありませんから、容易に同じことはできないかもしれません。

しかし、現代の医学において原因が不明とされ、確実な治療法がなく、難病疾患である関節リウマチでさえ人間の力で改善するのです。つまり身体を本来の正しい生命活動に戻すことこそ万病に対する治療行為であり、正しい栄養学こそが、その入り口となるのです。

第5章

歯臓治療の未来

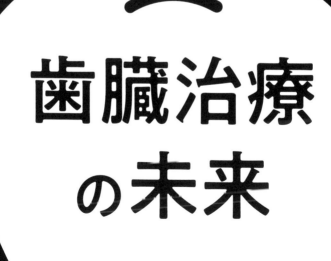

歯臓治療で行う検査

ここまで、読んでいただくと、口は命の入り「口」であり、歯が全身に大きく影響していることがお分かりいただけたかと思います。

ですから、たかが歯科治療ではないのです。

本の冒頭の「身体に人工物が入っていますか?」という問いを覚えていますか?多くの方が「口」に対して意識が低く、知識が少なく、興味が薄いと評しましたが、ここまで読んでいただければ、おそらく今まで思っていたよりも、口というのはとても大切なものだとお分かりいただけたでしょうし、少しは興味も持っていただけたのではないでしょうか。

私たちが考える歯臓治療は、こうした要素を全て統合した治療です。そのため、初診時には、左記の全身の検査を行います。

・100項目に近い問診票の記入

・歯並び
・体温
・身体の歪《ゆが》みチェック
・平衡感覚測定
・柔軟性測定
・O脚測定
・指筋力測定
・左右の足の長さチェック
・材料適合性検査
・ミネラルバランス測定
・糖化年齢（AGE）測定

普通の方は、この検査項目の多さに驚かれます。しかし、かみ合わせはもちろんのこと、「口」から起こり得る症状、逆に言えば、「口」を真の健康にしようと思えば、ここまで検査していかなければならないのです。

この章では、「歯臓」という考え方から起こった治療法、「歯臓治療」の現在とこれからの歯との付き合い方、歯臓治療はこれから何を目指して発展していくのかを、ご紹介しましょう。

「口」は病気の入り口

今、世界で最も多くの人がかかっている病気をご存じですか？

それは歯周病です。日本では30歳以上で80％の人がかかっていると言われています。「なんだ、歯周病か」と甘く考えていると、将来命を落とすことになるかもしれません。これは決して大げさな話ではないのです。人間はこれまで、ペストやコレラといった命を脅かす感染症と戦ってきました。そのため歯周病が感染症と聞いても、命を脅かすことがないからと思ってしまうのも無理はありません。**しかし、歯周病こそ最も多くの人の命を奪っている感染症なのです。**

歯周病菌は唾液や呼吸を介して肺に入り込み、誤嚥性肺炎を引き起こします。また歯肉

歯周病と全身疾患

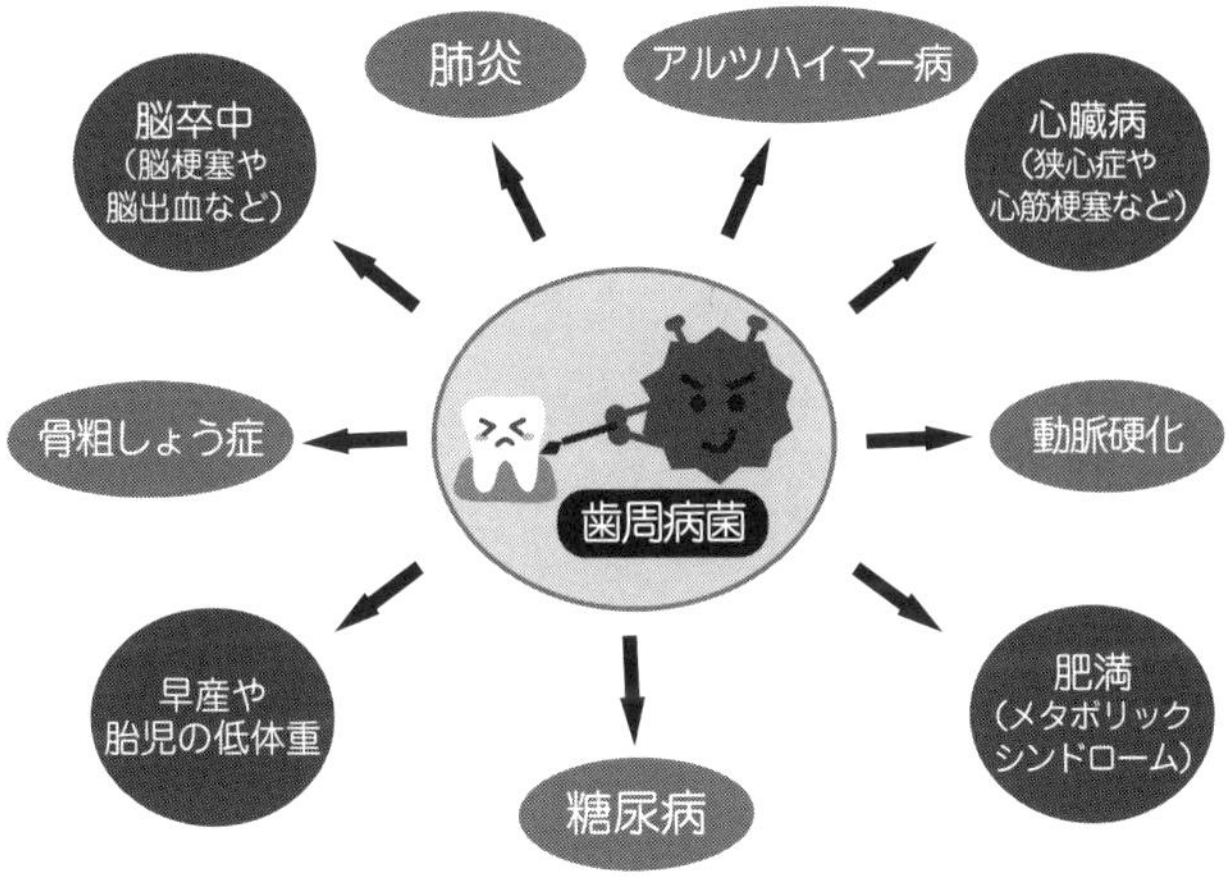

歯周病の可能性が高い症状

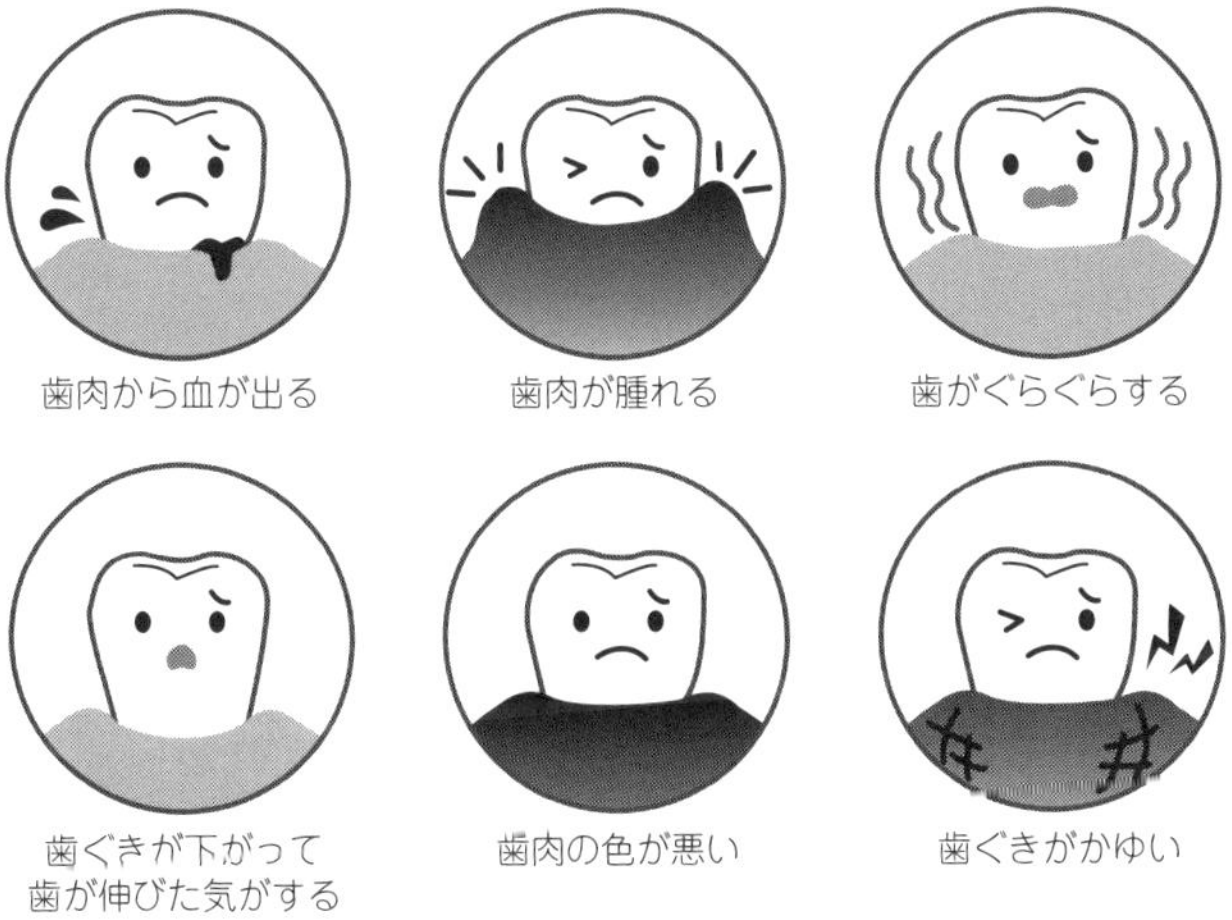
歯肉から血が出る
歯肉が腫れる
歯がぐらぐらする
歯ぐきが下がって
歯が伸びた気がする
歯肉の色が悪い
歯ぐきがかゆい

の毛細血管を介して全身に流れ、至る所で血栓をつくり、血管を詰まらせます。日本人の死因の第2位は心疾患、第3位は誤嚥性肺炎、第4位は脳血管疾患です。また、慢性炎症とがんとの関係も示唆されていて、なんと死亡率の第1位の悪性腫瘍とも関連しているのです。

さらに、歯周病は糖尿病の関わりにおいて、インシュリンの働きを妨げ血糖のコントロールを困難にし、またアルツハイマー病の原因にもなることが分かっています。

他にも歯周病が動脈硬化、肥満、早産や低体重児、骨粗しょう症の発生と関わっていると言われています。つまり身体の中で常に感染状態であり、慢性的に炎症を起こしているのが口で、これが血管に侵入したり飲み込んだりして全身を回り、結果的に直接組織にダメージを与えています。歯周病は、多くの病気の始まりとなっていたのです。

そのため、歯周病を予防するということは、歯を守るだけではなく、健康な身体と命を守るのです！

では、どのようにして歯周病を防いだらいいのでしょうか。

その基本は**「歯磨き」**です。

歯磨きこそ口の健康を保つための絶対的な方法です。皆さんも歯磨きは毎日しているかと思いますが、洗面台の前で磨いている方は歯周病になります。

正しい歯磨き「わくわく磨き」

さて、ここからは口を守る日々の活動、歯磨きについて書いていきたいと思います。というのも、毎日行っている歯磨きについても間違った認識の人ばかりです。30歳以上の80%が歯周病であるということは、国民の歯磨きに対する常識が間違っているからにほかならないからです。洗面台での歯磨きから卒業するだけでも未来はぐっと明るくなります。

それでは、歯臓治療における歯磨きの方法をご紹介したいと思います。

まず、歯磨きについてですが、ブラッシング法は世の中にたくさんあ

るのですが、私の考える歯磨きの極意はこれです。

「歯磨きは家の掃除と同じ」

口の中の掃除である歯磨きと家の掃除は同じなのです。この意識改革だけで歯磨きの結果が大きく変わります。

皆さんは家の掃除をするとき、一番どこに気を使いますか？　部屋の真ん中ではなく、ホコリがたくさん溜まっている「隅」を念入りに掃除しますよね。適当に掃除をしているとかえって隅に汚れを押し込んでしまいます。実は口の中も全く一緒なのです。

「隅」を狙うのが第1のポイントです。

部屋の真ん中は、人が歩きますから、ホコリは溜まりません。歯も同じで、歯の平らな面は、食べ物や飲み物、唾液、舌や唇などいろいろな物質が触れているので、平らな表面に歯垢《しこう》が溜まることはあまりありません。やはり歯垢が溜まるのは「隅」なのです。ニコッと笑ったときに歯の真ん中に虫歯ができている人を見たことがありますか？　実に虫歯の9割以上が隅、つまり歯の噛む溝や、歯と歯の間から生じます。また、歯周病は歯と歯肉との隙間に起こります。

とにかく「隅」を狙うことが一番なのです。歯磨き粉をつけて、歯の表面をゴシゴシしているのは、部屋の真ん中だけを、お客さんが来るから急いで掃除しているようなものです。

「家の中をキレイにするにはどうしたらいいですか？」と尋ねると皆さんには、「時間をかけて丁寧に細かいところを掃除します」と答えます。

では口に溜まっている汚れを落とすにはどうしたらよいのでしょうか。

答えは「時間をかけて丁寧に細かいところを磨く」です。

そこに細かいテクニックはいらないのです。お掃除の上級者になると細かいテクニックを駆使していきますが、歯磨きも同様で、上級者になると細かいテクニックを使うとより効率的になりますが、はじめのうちはそんなことは考えずに「時間をかけて磨く」しかないのです。まずは10分間を目指して磨いてください。

ただ、家庭で掃除をするのと、口の中の掃除では、決定的に違うところがあります。それは、「目に見えない」ということです。目に見えないので、たくさん磨き残しがあっても気が付きません。目をつぶって、部屋を掃除していくのと似ています。

見えないからこそ、気を付けていただきたいことがあります。


「隅」を攻めること。やはりまず一番意識することはこれです。とにかく噛む溝、歯と歯の隙間、歯と歯茎の間に、歯ブラシをさすつもりで磨きましょう。ほうきで部屋の隅のホコリを掻き出すイメージです。たとえ見えなくても、部屋のある1ヵ所の隅から、グルッと隅を掃除していけば、必ず1周します。

そして、部屋の掃除のやりやすさを決めるのが道具選びです。部屋の掃除だとイメージが湧くので、私の部屋にはこれが良さそう。というのがはっきりしますが、口の中はよく分からないので、なんとなくで歯ブラシを選んでいることが多くありませんか。口の中こそ汚くなると虫歯や歯周病になってしまいますのでこだわっていただきたいものです。大きい方が一気に汚れが落ちそうな気がして大きいものを使っておられる方がいますが、大きなデッキブラシで部屋の隅を掃除しているようなものですので、とても端っこには届きません。

実は、世の中の多くの歯ブラシは3列や4列のものが多く、歯よりも大きな毛束のものばかりです。3列や4列のものは、面を磨くには適しています。まさしく「ブラシ」としては、歯の面を磨くのに適しているのですが、隅っこというのは、いわば「線」であり、そこを大きなもので磨くのはなかなかのテクニックを要します。気分的には一気に汚れが落ちて、磨いた気になっているだけで、実はゴミが全然取れていないということがよくあります。デッキブラシで部屋の隅のホコリやゴミを取れ！　と言われても難しいのはお分かりになると思います。しかも目を閉じてですから。

そこで私たちのクリニックで推奨しているのが、「ワンライン歯臓ブラシ」（1列ブラシ）というものです。

このブラシは言わば面を磨くものとは違い、毛束が1列になった「線」をコンセプトに作っています。線なので、あまり意識せずに適当に磨いても、噛む溝、歯と歯の隙間、歯と歯茎の隙間に入っていきますし、構造上、勝手に「隅っこ」に入って行きます。

ワンライン歯臓ブラシは口の中の危険部位をピンポイントで攻めていきますので磨き残しがかなり減ります。ちなみに、歯間ブラシやフロスなどを併用してもらうと、さらに細かいところの取り残しが減ります。

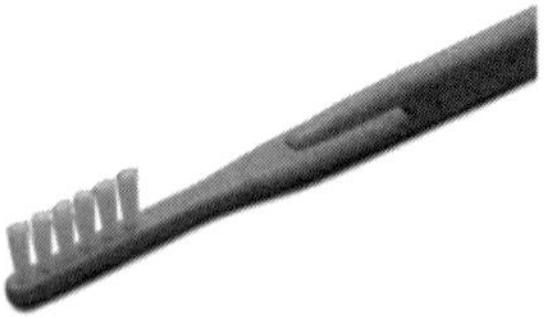

ワンライン歯臓ブラシ

さて、第2のポイントは、「歯磨きをする場所」です。洗面台に立って歯磨きしていませんか。これが歯磨きを長くしたくない一番の原因です。先程10分間磨いてくださいと言いましたが、立ったままで10分間磨くのはなかなか辛いものです。ましてや鏡に映るのは歯磨きしている自分の顔ですから、あまり楽しいものではないですよね。嫌な作業をするときは時間が経つのが遅く感じるものですから、3分磨いたつもりでも実際は2分程度なんてことはよくあります。では、どこで歯磨きをしたらよいのでしょうか。

私たちは「ながら磨き」をお勧めしています。

ながら磨きとは、テレビを見ながら、スマホを触りながら、お風呂に入りながらのように、何かをしながら磨くことです。ですから場所は洗面台以外であればどこでもいいのです。歯磨きのために時間を割くのではなく、何かをやりながら歯を磨いてしまうのです。そちらの方が長く時間を取れますし、何より歯磨きとしての時間は実質0秒ですので苦痛に感じにくくなります。ただし、ながら磨きを行う上で重要なことがあります。それは歯磨き粉を使ってはいけないということです。歯磨き粉を使うとあっという間に口の中が泡でいっぱいになってしまい、洗面台以外では歯磨きができなくなってしまうからです。口の中の歯垢を取るのであれば歯磨き粉は全く必要ないのです。長い時間歯磨きしていると唾液が溜まっていきますが、飲み込んで構いませんし、気になる方はコップを用意してそちらに出してもらっても構いません。

ここで「歯磨き粉はいらないの?」と思われた方がいるかと思います。はっきりと言います。使わなくて大丈夫です。

というのも、歯磨き粉を使うと長く磨けないからです。そして磨けてないのに、磨いた気になってしまいます。実際にはゴミが残っているにもかかわらず、歯磨き粉に含まれる香料、ミント系の爽やかな香りで、ゴミがなくなったかのような錯覚に陥るからです。もっと酷い例えをするなら、ゴミ出しの日にゴミを出さず、ゴミが臭くなってきたから、上から消臭剤をかけているようなものです。もしくはホコリの上から除菌スプレーをかけて「キレイだ」と言っているようなものです。

どちらもそれが正しいと思う方はいないと思います。口の中でも同様に歯垢の上に歯磨き粉を塗って臭《にお》いを消してさっぱりして歯を磨けた気になってしまうのです。

ここまで説明すると歯磨きをするときに歯磨き粉がいらないことが分かっていただけたかと思いますが、「どうしても使わないと気が済まない」と言われる方もいるかと思います。私も全く使ってはいけないと言っているわけではありません。

「歯磨きをするときに歯磨き粉を使ってはいけない」

と言っているだけです。実は歯磨き粉を使うタイミングは、歯磨きをした後なのです。歯磨き粉の中には歯周病や虫歯などに対して有効な薬用の歯磨き粉なども存在しています。だからこそ歯磨きした後に歯磨き粉を使う、仕上げ磨きを行うのです。

歯周病や虫歯ができるのはどこですか?

汚れの下ですよね。であれば、汚れが残っている状態で薬用成分を使用しても肝心なところは汚れがガードしていて届きません。だからこそ、歯磨き粉を使わずに長い時間かけて汚れを落としてから薬用成分を使った方が直接作用するのです。臭いも歯周病などが原因しているわけですから、臭いところに匂い成分をつけるよりも、原因を取ってから使った方が効果的です。つまり、歯磨き粉は歯磨き中よりも歯磨き後の方が圧倒的に効果的なのです。

歯磨きは大変だな、と思った方もいるかもしれませんが、しっかりと念入りに細菌の固まりであるプラークを落とす歯磨きは、1日1回で結構です。プラークが歯に蓄積してくるのはおよそ24時間かかるため、1日1回のリセットで十分なのです。

ちなみに、1日1回の本気磨きは「夜」に行ってください。

なぜなら、寝ているときは唾液が減少し、口腔内の菌が増殖しやすくなるため、増える前に減らしておく方が望ましいのです。また、夜は朝昼と比べてゆっくりする時間が多く取れます。そのため時間をかけて行う「ながら磨き」に適しているのです。それ以外の朝昼は、口の中の汚れや食べカスを落とすぐらいの歯磨きで良いと思います。

歯磨きのポイント

ワンライン歯臓ブラシなら、歯の溝や、歯と歯肉の間、
歯の裏側までしっかり入り込み、磨き残しを防ぎます。
時間をかけて、ていねいに磨きましょう。

歯の溝

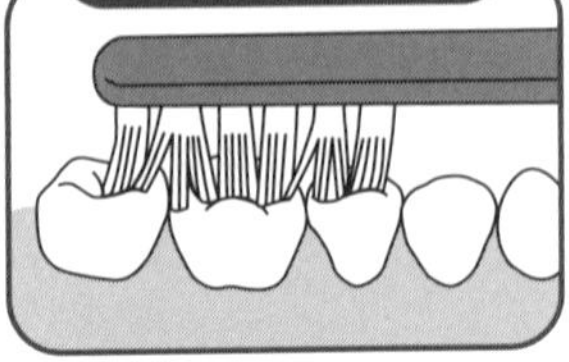

歯の溝を磨きます。

歯と歯肉の間

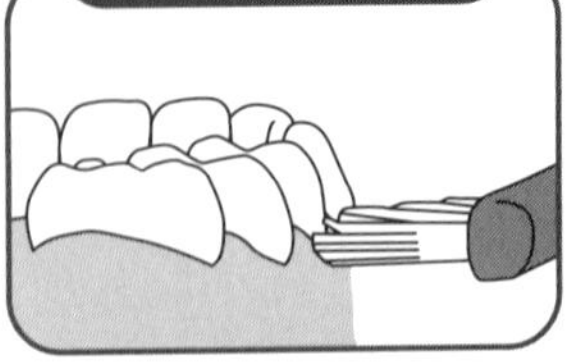

歯と歯肉の境目にやさしく当てて小刻みに動かします。

歯の裏側

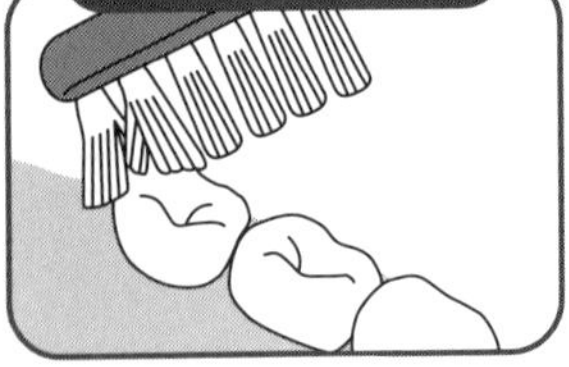

一番奥の後ろも忘れずに磨きます。

歯と歯の間

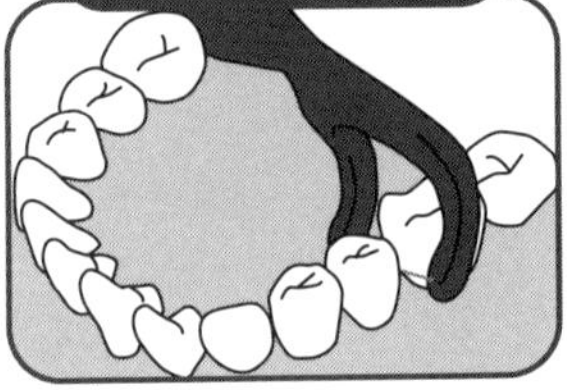

歯と歯の間はフロスを使用してください。

歯磨きのコツ

①寝る前のリラックスタイムに洗面台以外で10分間「ながら磨き」
②歯磨き粉を付けずに水だけで磨く
③歯間ブラシやフロスを併用する
④ワンライン歯臓ブラシを使うと簡単に危険部位にアタック
⑤歯磨き粉を使うときは歯磨き後の仕上げ磨きに使う

以上が、私が指導している歯磨き方法です。もちろん普段お使いの歯ブラシでも大丈夫です。

どんなことでも楽しくなければ続けられませんので、歯磨きを楽しいこととくっつけてしまうことが一番のコツです。名付けて「わくわく磨き」。これが習慣になれば無意識のうちに歯がピカピカになりますから、わくわく人生間違いなしです！

世のため人のため子どもたちの未来のために

これまで口のことや治療のことなどさまざまなことを説明してきましたが、もう1つ私たちが行っている活動を知っていただきたいと思います。それは特定非営利活動法人（NPO）日本歯臓協会という団体です。

この団体は歯や口の重要性を伝えるための啓蒙活動を目的に設立されました。活動自体は1993年から始まり、2004年にNPO団体の認可をいただきました。主な活動としては、学校や保健所などに口の中の菌を見ることのできる位相差顕微鏡を寄贈。さまざまな施設での歯磨き教室。日本各地での講演活動。歯科保険金属の変更を求める署名活動を毎月博多駅前などで行い、3万人以上の署名を内閣府に届けてきました。一般の方々にも参加していただきながら、子どもたちの将来が少しでも良くなればとの思いで活動し続けています。

署名活動の中で私たちが国に訴え続けていることは2つあります。

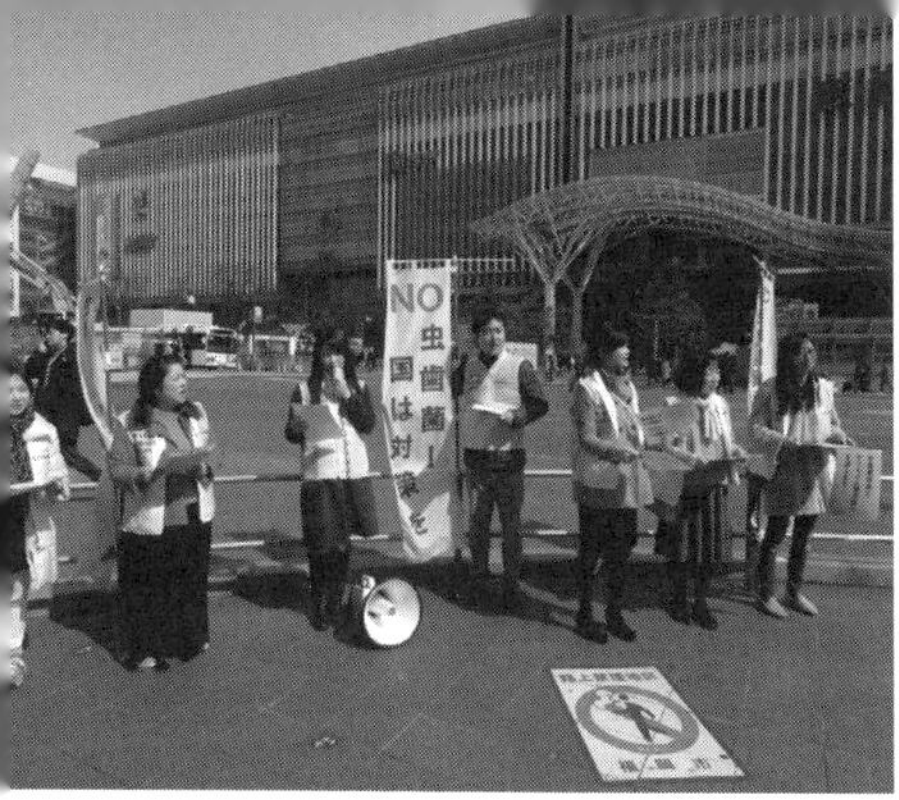

1．虫歯菌撲滅のために国が全力を挙げて取り組んでください

2．現在の歯科保険金属をより安全なものへと変更してください

虫歯菌が今よりもさらに減ることによって、虫歯によって歯を削られる人がさらに減り、金属による悪影響を減らすことができます。万が一、治療になっても歯科保険金属が変更されていれば、安全な材料で誰でも安心して治療を受けられるようになります。一般の方にとっては身体の負担を減らすことができ、歯科医師にとっては安心して自信を持って治療に臨めますし、国にとっては病気の減少によって医療費の負担を減少させることができるかもしれません。

この活動を父の代から継続しています。生前、父は「世のため、人のため」を口癖に命を削りながら活動していました。私もその遺志を引き継ぎ、これからもさらに広げていきたいと願っています。

全ては将来、子どもたちが笑顔で暮らせる世の中を実現するために。

歯臓治療が目指すもの

口は命の入り「口」だという話をしてきましたが、お分かりいただけたでしょうか。

・栄養素を摂取する入り口
・言葉を使うコミュニケーション（社会）の入り口
・歯科保険金属などからくる不調の入り口
・歯周病などの慢性炎症からくる病気の入り口
・かみ合わせで能力を引き出す未来への入り口

このように、良くも悪くも「口」から命に関わるいろいろなことが始まっていきます。そして、体の根源である細胞を元気にしていく方法でもあります。これまでは意識してこられなかったかもしれませんが、今後、皆さんがもっと自分の命の入り「口」に興味関心を持っていただければ幸いです。

シンボルマークと治療のこだわり

私たちのクリニックにはシンボルマークがあり、そのマークには、父が目指し、私が受け継ぎ、身体を真の健康体へと導いていく願いが込められています。

一見すると六芒星《ろくぼうせい》が入っているため、何かの宗教マークのように勘違いされたりもするのですが、実はパーツの1つ1つに「口」を真の健康へと導く理念が示されているのです。

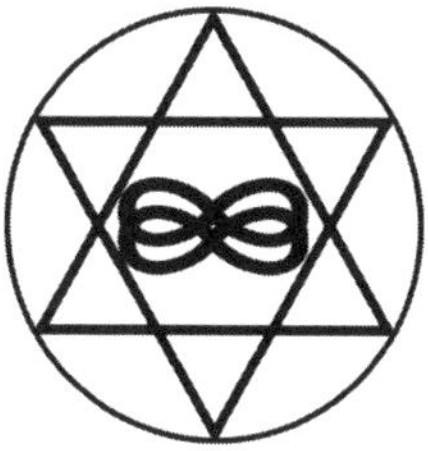

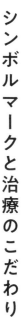

私たちのクリニックのシンボルマークの中心部分に8の字が横になっているものが2つ重なっています。これは、数字の「8」を表しています。片側の前歯から親知らずまで8本あり、上下が重なったかみ合わせを表しています。また、無限大という意味もあります。歯がマークの中心にあるのは、実は歯が人の身体の働きの中で、非常に重要で中心的な役割をしており、まさに無限の可能性を秘めているからなのです。

身体

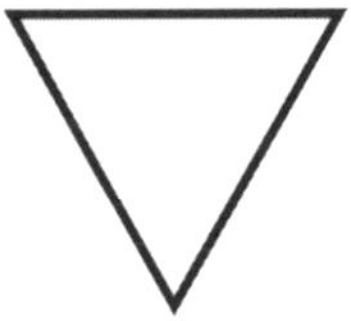

歯

　逆三角形の部分は、「身体」を表しています。先に述べたように口の中に歯科保険金属が入っていれば全身不調の原因になるかもしれませんし、歯周病が万病のもとにもなっています。つまり口の健康は身体の健康に直結しているのです。そして、上三角形の部分は、「心」を表しています。「ちょこポジ」を意識しながらココロマッチョを目指します。最後は外側の円。全部を丸く包んでおり、歯と心と身体の「調和」であり、「栄養」を表しています。

　かみ合わせを整えながら、身体の不調の原因を取り除き、心を元気にしながら、栄養で細胞を活性化していく。歯臓治療は、命の入り「口」を真の健康にしていくことを目的としており、

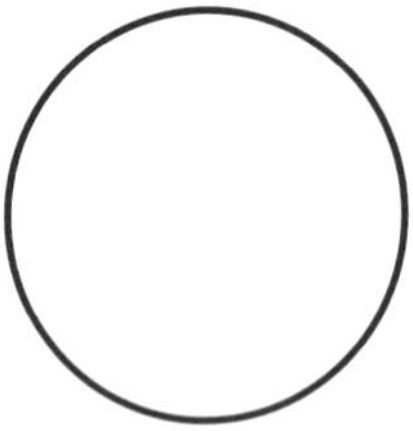

調和

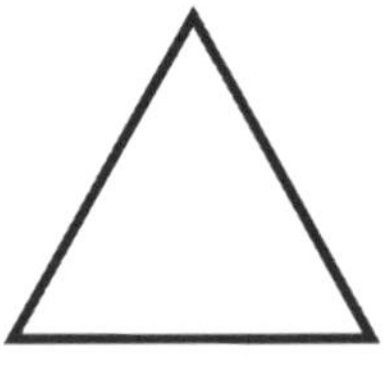

心

このマークこそが私たちの治療理念となっているのです。

他にも治療のこだわりがあります。私たちのクリニックには他とは異なる決定的な違いのひとつは、個室の診療室がないことです。最近の歯科医院は個室があって、ホテルのように綺麗なところが増えてきました。それでもあえて個室をつくらないのはこだわりがあるからです。それはどんなに良い空間をつくっても治療とはあまり関係がなく、良い治療を行うには時間をかけて丁寧にするしかないと考えているからです。当たり前のように聞こえるかもしれませんが、これが歯科医院にとっては非常に難しいことです。個室をつくると診療スペースが広くなるため診療台を多く置くことができず、結果的に回転率を上げるため、短い

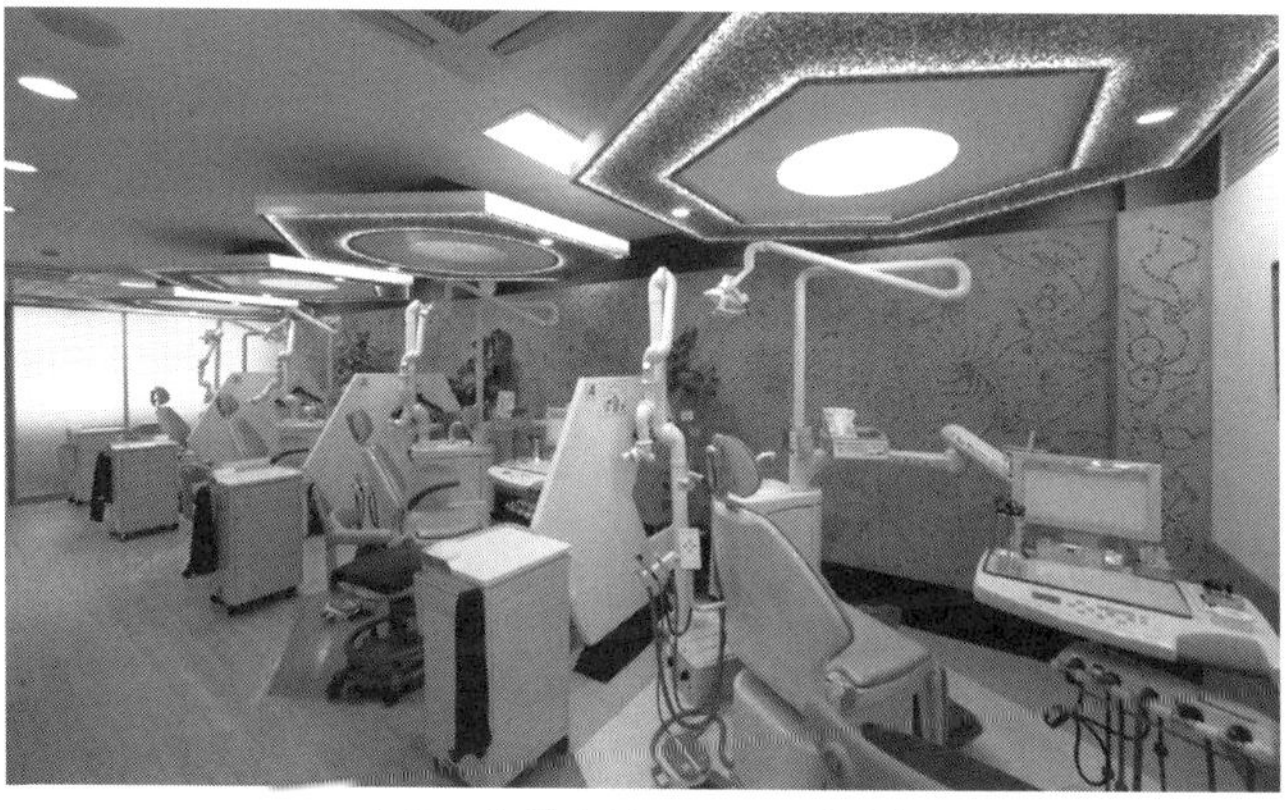

むらつ歯科クリニックの診療台

治療時間で「また来週来てください」ということになってしまいます。逆に診療台を多く置くと丁寧に治療はできますが、莫大な人件費がかかってしまいます。

私たちは患者さんの治療を最優先に考えた結果、個室をつくるのをやめて、そのスペースに診療台を詰め込んだのです。現在、29台の診療台があり、スタッフも常時40名います。そのため、当院では一回の治療時間が2、3時間かかることは当たり前の光景となっています。皆様も歯科医院を選ばれる際は、「いかに時間をかけて説明をして治療してくれるか」を基準にしてみてください。個室があるか、かっこいい空間かは治療には関係がなく、所詮おまけに過ぎないのです。

歯臓治療のこれから

命の入り「口」についてお分かりいただけたでしょうか。これまで噛む道具と思っていた歯には重要な役割があり、身体に直接影響する働きが隠されていたのです。それだけではなく、口から始まる真の健康。かみ合わせで身体の外と内のバランスを正し、筋肉の緊張から起こるホルモンバランスや自律神経系の負のサイクルを断ち切って、身体全体の調子を整え、さらに脳ストレスを改善して能力を向上。不適合な金属を除去し、安全な材料へと交換。口から出るポジティブな言葉（健康イメトレ）で心と身体をプラスへ導く。細胞を活性化するための栄養アドバイスを行い、細胞レベルからの健康増進を目指す。最後に口の中の歯周病をはじめとした慢性炎症の状態を改善するための正しい歯磨きを行う。

つまり、歯臓治療によって命の入り「口」を真の健康にしていくことで、結果的に全身の健康へと繋がっていくのです。

「歯は臓器である」ということを発見した先代院長の村津和正が1993年に福岡で開業し、歯臓治療として実践し、結果的に日本全国から大変多くの方々にご来院いただくようになりました。裏を返せば近くにはそういう治療を行う歯科医院がなく、福岡まで来なければならなかったということなのかもしれません。私自身、父に代わり平成28年から「むらつ歯科クリニック」の院長となりました。全国から患者さんに来院していただける名物院長がいなくなってしまったので、最初のうちは遠方からの患者さんは来られなくなるかと思っていましたが、今でも日本全国から患者さんに来ていただけています。これは父が築いてきた「歯臓治療」を認めていただけているからこそだと思っております。

また、かみ合わせの技術についても、私たちが先代である父から継承した手法をさらに進化させていき、かみ合わせ技術を他の先生に伝えていくことも、私たちのもう1つの大きな目標です。かみ合わせのバランスを整えるためには髪の毛1本分の非常に精緻《せいち》な調整が必要な上、今のところ、万人に共通する定量的な「正しいかみ合わせ」の状態というのは誰も完成できていません。人それぞれという言葉がありますが、今の医療は、個性を無視して基準値、平均値、理想値などをベースに異常や正常の評価をしています。実際、口の中も理想平面や基準平面という表現で咬合《こうごう》を作っていきます。その部分に関しては間違っているとは思いませんし、万人に共通して比較的良い状態へと導くことができます。

しかし、顔や顎なんて左右非対称が当たり前ですし、口の中も、同じ人などただ1人もいません。私たちの考える「理想のかみ合わせ」とは個性正常咬合であり、人それぞれに最適なかみ合わせをつくることとなのです。そのため、正確な基準となるものはあってないようなものですので、誰がやっても絶対にうまくいくというものではありません。そういう難しさがあるからこそ、なかなか歯科界に広がっていかないのだと思います。かみ合わせ調整技術に教科書はなく、父は長年かけて後継者を作ろうと思っていましたが、誰1人としてできる人はいませんでした。父が長年かけて試行錯誤してきた技術はいつしか職人技になっていたため、誰も再現することができなかったのです。

実は私は父と共に仕事ができたのはわずか6カ月であり、かみ合わせ治療を教えてもらえた期間もわずかなものでした。しかし、なぜか誰もできなかった技術が私には簡単にできてしまったのです。ただ、その中身は非常にシンプルで簡単で分かりやすいものでありました。死を意識した父がこれまでの全ての技術をそぎ落として真髄を伝えてくれたのだと思います。最後に一緒に治療をした日、父にとって生涯最後の患者さんを診ているときに何気なく教えてくれた最後の技術。今日でも使い続けており、この技術によって多くの方々を救うことができています。

これまでは父以外の誰もできなかった、かみ合わせ治療。私が扉を開いたことによって、今では私の他にも数人の歯科医師がかみ合わせ調整を行えるようになりました。1人ができるようになると急に世界が広がっていったのです。しかし、この治療法を広げていくためには、人に伝え、広げていくための理論を体系化していかなければなりません。

日本中で口が原因で苦しんでいる人が多くいます。そのことを知らずにさまよっている人が多くいます。父がそのことに気がつき、命懸けで走り続け、さまざまな抵抗を受けながらも信念を曲げずに「世のため、人のため」とひたすら突き進んだ24年間。ギリギリのところで私がバトンを受け継ぐことができました。

生前父はこう言っていました「俺は幹をただひたすら大きく育てることしかできなかった。だからこの後、枝葉を自由に大きく伸ばしてくれ」と。

父が築き上げてきた歯臓治療によって、いつしか多くの方が日本全国から博多にやって来るようになりました。しかし、遠くから福岡に来ることは容易ではありません。「多くの人を歯臓治療で救っていきたい」それが私の願いであります。そのためには全国で歯臓治療ができる先生を増やしていかなければならないと考えています。私の使命は多くの人たちにバトンを渡していくことなのです。

将来「口は命の入り口で、歯は臓器である」という考えが、日本中にも広がり、当たり前の社会となることを目指して。

大丈夫

大丈夫

絶対大丈夫！

大成就!!

あとがき

最後まで読んでいただき、本当にありがとうございました。

父から病院を託されてから、これまで、ひたすらに守ってきたことがあります。

それは、「先代の病院から変わらないようにしよう」ということです。

病院スタッフには「変わることは簡単、そもそもトップが変わった時点で、全く異なる病院となります。だからこそ変えないことの方が難しいですよ」と伝えています。このことは、私が小さい頃から父に言われ続けていた言葉が影響しているのだと思います。


「型崩れと型破りは違うんだぞ」

父も開業してから幾多の困難を乗り越えながら24年という歳月を過ごしてきました。私自身何も経験のないまま父の24年を受け継いだわけです。誰も指導してくれる人もおらず、また道を教えてくれる人もいないのですから、唯一の道標《みちしるべ》が父の歩いた道なのです。先代がいたときと変わらないようにすることができればきっと未来が見えてくる。そう信じてスタッフ一丸となってやってきて、今でも全国から多くの患者さまにお越しいただいています。何より、父がつくった「歯は臓器」という言葉が私の中にもしっかりと浸透し、自分の言葉として発信できるようになってくると、新しい素晴らしい出会いがいくつも待っていました。本書もその出会いのもとで誕生しました。

正直に言うと、私は父のことが、あまり好きではありませんでした。

私が幼い頃から父は仕事が忙しかったので、あまり話す機会はなく、話しても仕事の話ばかりでしたし、自分にも他人にも厳しかったので、いつ怒られるのかと思うといつも部屋に逃げていました。私も成長して歯科大学生となるとその思いは一層強くなっていきました。

よく周りの人から「お前が村津先生の息子か」「歯は臓器なんだろ」と言われていました。その頃、父は「歯は臓器」という言葉で良くも悪くも少し知られる存在でしたので、これが良い意味であればよかったのですが、ほとんどの人が「歯は臓器」の意味も知らず、変なことをやってる歯医者という色物扱いをしていたことを私は知っていました。

歯科の教科書には歯が全身に関わっているなどという記載は全くありませんでしたから、

私の頭の中は他の先生たちと同じく「歯は噛む道具」として位置づけられており、父の言っていることが理解できなくなっていたのです。その頃から父と会ってもほとんど話すことはなく、さらに実家とは疎遠になり近寄らなくなっていったのです。しかし、周りから「歯は臓器なんだろ」ということを言われ続けることに、だんだん慣れてきた私は「なぜ父は変な歯医者扱いされているのだろうか」という疑問が湧いてきました。大学を卒業し、歯科医師として歩みだした私はその答えを探しながら働きました。そして、研修医を終了する頃、ある答えに行き着きました。

「一般の歯科の先生も父も一生懸命患者さんのために治療しているのは一緒だ」、「目指している世界が異なるだけで、父は変な歯医者扱いをされていたのだ」と。

お互い信念に対してまっすぐ向かっているので、相容れないのは当たり前だったのです。この瞬間から私の進むべき道が決まりました。一般の先生方は間違っているのではなく、ただ知らないだけなのです。おそらくパラジウム合金がいつから使われているかということすらほとんどの先生が知らないと思います。だったら、この「歯は臓器である」という考え方を広め、「歯臓治療」によって歯科医師も患者さんもみんなを幸せにしていきたいと願っています。

いつしか私の父に対する思いは変わっていき、「これまでよく1人で信念を曲げずにやり続けてきたな、すごいな」「将来は一緒にやっていきたいな」と思うようになりました。実際に一緒に働くことのできた期間はわずか半年ではありましたが、すごく幸せな時間でしたし、何より「こんなに子どもっぽく笑うことがあったんだ」と知ることができました。私が心を開いていなかったので、見えるものも見えていなかったのです。

今でも行き詰まることがあると脳裏に父が出てきて満面の笑みでこう言います「自分を信じて自由にやりなさい、どうせうまくいくんだから」。病床から父がいつも言ってくれた言葉です。この言葉に助けられながら、今日もスタッフのみんなに支えられて一歩一歩ゆっくりと進んでいます。いつか必ず「歯は臓器、歯があるのが当たり前の社会」を実現するために。

最後に私が父に伝えることのできなかった言葉があります。

「ありがとう」

初代院長　村津和正に捧ぐ

村津大地

著者略歴

村津大地（むらつ・だいち）

歯学博士

医療法人むらつ歯科クリニック理事長

九州大学大学院にて博士課程・口腔外科学専攻を修了後、口腔外科医として大学病院の診療に従事。歯科治療のみならず口腔ガンをはじめとした様々な全身に関わる疾患を通して、『歯』と『人体』についての知識の研鑽を積む。福岡歯科大学医科歯科総合病院口腔外科助教を経て、2015年からむらつ歯科クリニック勤務。先代理事長の村津和正より「歯は臓器」であるという真理とかみ合わせ技術を受け継ぎ、新たな視点で歯臓治療を進化発展させてきている。2016年7月理事長に就任。

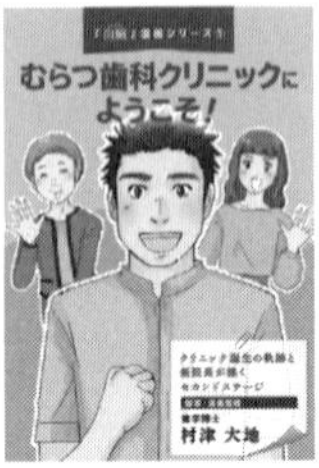

むらつ歯科「まんが」と「動画」を無料で配信中!

むらつ歯科 まんが　　むらつ歯科 動画

不調の原因は歯にあった!

2018年7月18日　第1刷発行

著　者　村津 大地
発行者　唐津 隆
発行所　株式会社ビジネス社
〒162-0805　東京都新宿区矢来町114番地
神楽坂高橋ビル5F
電話　03-5227-1602　FAX 03-5227-1603
URL　http://www.business-sha.co.jp/

カバーデザイン　中村聡
本文DTP　茂呂田剛（エムアンドケイ）
印刷・製本　モリモト印刷株式会社
編集担当　船井かおり
営業担当　山口健志

ISBN978-4-8284-2038-7